환경호르몬과 여성질환

환경호르몬과 여성질환
자궁, 난소, 유방질환 재발 방지 생활요법

초판 1쇄 발행 2024년 4월 24일
2쇄 발행 2024년 7월 5일

지은이 조현희
펴낸이 장길수
펴낸곳 지식과감성#
출판등록 제2012-000081호

교정 이주연
디자인 정윤솔
편집 정윤솔
검수 한장희, 이현
마케팅 김윤길, 정은혜

주소 서울시 금천구 벚꽃로298 대륭포스트타워6차 1212호
전화 070-4651-3730~4
팩스 070-4325-7006
이메일 ksbookup@naver.com
홈페이지 www.knsbookup.com

ISBN 979-11-392-1782-7(13510)
값 17,000원

- 이 책의 판권은 지은이에게 있습니다.
- 이 책 내용의 전부 또는 일부를 재사용하려면 반드시 지은이의 서면 동의를 받아야 합니다.
- 잘못된 책은 구입하신 곳에서 바꾸어 드립니다.

지식과감성#
홈페이지 바로가기

환경호르몬과 여성질환

자궁, 난소, 유방질환
재발 방지 생활요법

조현희 지음

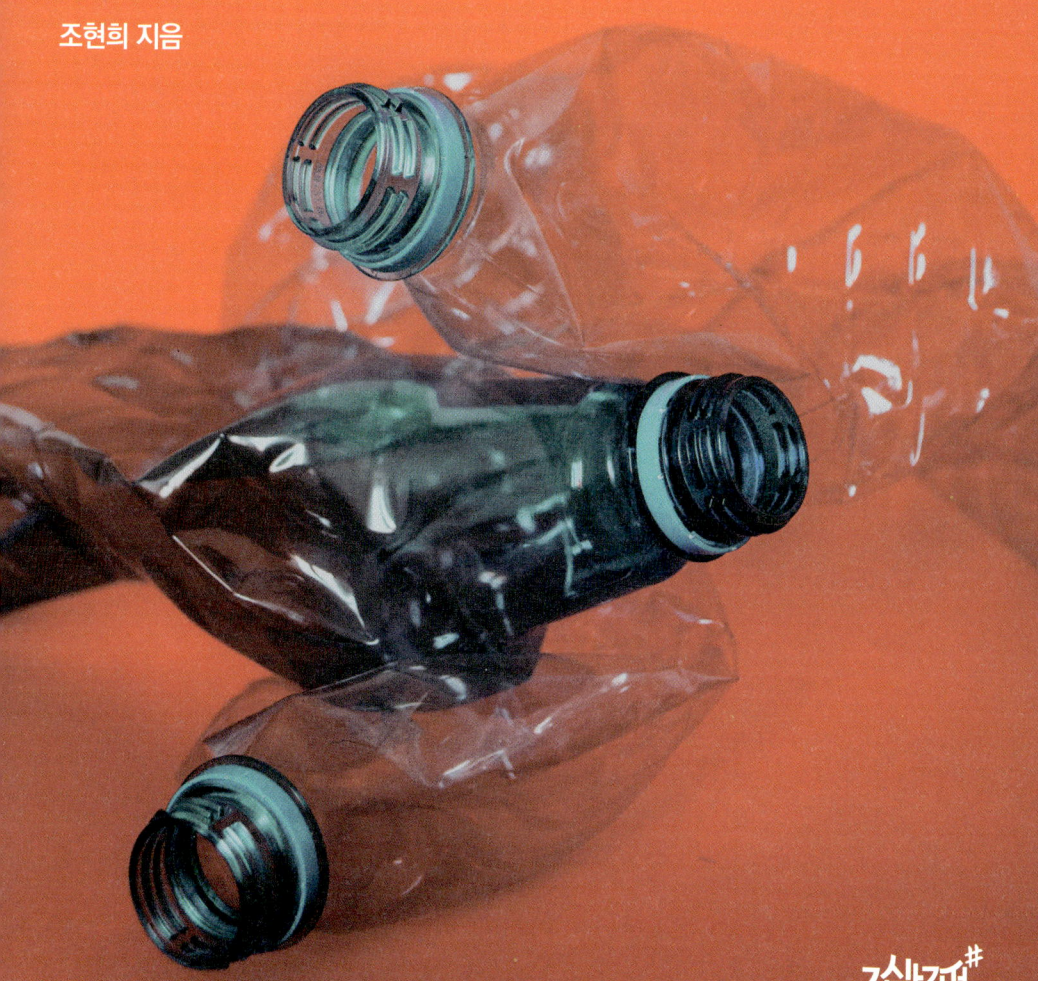

목차

들어가는 말   8
추천사   12

제1장 보이지 않는 살인마, 환경호르몬

우리는 항상 호르몬에 둘러싸여 있다   16
  환경호르몬과 호르몬의 차이는 무엇일까?   19
  환경호르몬은 어떻게 질병을 유도하는 것일까?   20
  환경호르몬은 어디에 있을까?   24
  환경호르몬의 순환   28
  시판이 중지된 살충제가 달걀에서 나오는 이유   31

내 몸속의 환경호르몬은 어떻게 들어왔을까?   34
  공기 중 환경호르몬   35
  실내가 더 위험한 호흡기 노출   41
  주방의 환경호르몬: 과불화화합물(PFAS)과 PFOA, PFOS   43
  그 외 실내 공기의 환경호르몬   49
  피부로 노출되는 환경호르몬: 화장품과 생리대   50
  생리대를 주의해야 하는 이유   53
  화장품, 샴푸, 린스, 향수의 환경호르몬   59
  농도가 낮으면 정말 안전할까?   65
  음식을 통한 노출   69

환경호르몬이 건강에 미치는 영향 　　　　　　　　　　76
   환경호르몬은 만병 유발원이다 　　　　　　　　　　76
   ADHD, 자폐증, 알츠하이머의 원인이 되는 환경호르몬 　79
   왜 너는 안 생기고 나는 생기는 걸까? 　　　　　　　81
   환경호르몬은 질병유전자에 불을 켠다 　　　　　　　83
   적은 양의 환경호르몬은 인체에 안전하다? 팩트 체크를 해 봅시다　86

제2장 환경호르몬과 여성질환

환경호르몬과 여성호르몬 　　　　　　　　　　　　100
   여성호르몬의 두 얼굴 　　　　　　　　　　　　　103
   여성호르몬이 너무 많으면 생기는 일들 　　　　　　104
   여성호르몬 우세 증상을 유발하는 환경호르몬 　　　107
   여성이 환경호르몬을 더 주의해야 하는 이유 　　　　108
   임신과 출산, 수유. 후대의 건강을 좌우하는 환경호르몬　109
   환경호르몬과 염색체질환 　　　　　　　　　　　120

환경호르몬이 영향을 주는 산부인과 질환들 　　　125
   다낭성난소증후군 　　　　　　　　　　　　　　126
   성조숙증 　　　　　　　　　　　　　　　　　129
   조기폐경 　　　　　　　　　　　　　　　　　131
   자궁근종 　　　　　　　　　　　　　　　　　133
   자궁내막증식증, 자궁내막암 　　　　　　　　　135
   자궁내막증 　　　　　　　　　　　　　　　　138
   유방암 　　　　　　　　　　　　　　　　　　140

제3장 바디버든의 기본 원칙과 실행방법

바디버든이란 무엇일까? 146
　바디버든은 혼자서 하는 것이 아니다 147
　바디버든이 진짜 효과가 있을까? 150

자궁 건강을 지키기 위한 세 가지 원칙 153
　환경호르몬 바디버든 154
　여성호르몬 균형 잡기 171
　환경호르몬에 대항하는 방패: 장내미생물 182

육식과 산부인과 질환 190
바디버든 키포인트 정리 196
환경호르몬 줄이기 생활 수칙 200

들어가는 말

처음 '환경호르몬'이라는 단어를 접하게 된 것은 갓 전문의를 땄던 2004년이었습니다. 당시 신참내기 산부인과 전문의였던 저는, 수술 후 환자 관리에 있어 한계를 느끼고 있었습니다. 많은 환자들이 수술 후에 "어떻게 하면 이 병이 재발하지 않나요?" "이 병은 왜 생긴 건가요?"라는 질문을 했지만, 거기에 뚜렷한 답을 줄 수가 없었기 때문이었습니다.

그 당시 산부인과 교과서에는 자궁근종의 원인이나 자궁내막증의 원인이 [여러 가지 복합적인 원인]에 의해 발생된다고 적혀 있었습니다. 여기서 말하는 여러 가지 복합적인 원인이란 유전적 소인이나 비만, 나이, 임신력 등을 의미하는 것인데, 한마디로 명확한 원인이 없다는 뜻입니다. 그래서 환자가 그런 질문을 하면, '안타깝지만 원인이 명확하지 않습니다.'라고 설명할 수밖에 없었습니다. 원인이 명확하지 않으니, 질병을 예방할 수도 없고, 재발을 방지할 수도 없었습니다. 그저 병이 생기면 그때그때 치료를 할 수밖에 없었습니다.

질병의 원인을 찾아 헤매던 나에게 '환경호르몬'이라는 단어를 던져 준 사람이 있습니다. 오랫동안 불임과 환경호르몬에 대하여 취재를 해 왔다던 기자분이었습니다. 그 당시만 해도 불임과 환경호르몬의 연관성에 대해 그렇게 많이 알려져 있지 않았던 시기였습니다. 그 기자분이 이렇게 말했습니다. "제 생각에는 환경호르몬이 인간을 선택하고 있는 것 같습니다. 환경호르몬에도 불구하고 유전자를 남길 수 있는 사람은 종족을 번식시키는 것이고, 그렇지 못한 사람은 대가 끊기는 거죠."라고. 그 말이 내 뇌리에 새겨졌고, 환경호르몬에 대해 공부하게 되는 한 가지 계기가 되었습니다.

우리가 익히 알고 있는 진화의 법칙 중에 [용불용설]과 [자연선택설]이 있습니다. 용불용설은 목이 짧은 기린이 나뭇잎을 먹기 위해 목을 자꾸 길게 뽑게 되었고, 그러다가 결국 목이 긴 기린이 되었다는 이론입니다. 자연선택설은 여러 개체 중 목이 긴 기린이 나뭇잎을 먹는 것에 더 유리하기 때문에 살아남아 개체를 보존하게 되었다는 이론입니다. 만약 환경호르몬이 살아남을 인간을 선택하고 있다면, 결국 자연선택설에 의해 인간이 선별되고 있다는 것일 겁니다.

그러나 인간 사회에서는 일반적인 자연 상황과 다른 특이한 상황이 두 가지 있습니다. 하나는 인간이 만들어 낸 환경호르몬이라는 것이 감소될 기미가 없다는 것이고, 두 번째는 과학기술로 인해 환경호르몬에 불리한 사람들도 자손을 남길 수 있게 되었다는 것입니다. 환경호르몬은 점점 더 많아지고 있고, 이로 인한 불임이나 난임은 점차 증가할 수밖에 없습니다. 앞으로는 보조생식시술에 비용을 지불할 수 있는 사람만이 자손을 남길 수 있게 될 가능성도 있지 않을까요? 이런 어두운 미래가 오지 않으리라는 보장도 현재로서는 할 수가 없습니다.

각종 산부인과 질환의 원인을 밝히고, 재발을 무서워하는 환자들에게

희망을 주고 싶은 마음에 환경호르몬에 대해 공부를 하던 중 더 많은 연구를 하고 싶다는 욕심이 생겼습니다. 그래서 의대 정교수로 발령받기 전 필수 코스 중의 하나인 외국 연수의 기회를 버리고 2012년 한국과학기술정보연구원(KIST)에 연수를 가기로 결정했습니다. 1년의 짧은 연수 기간 동안, 최대한 많은 것을 배우고 싶은 마음에 이동 거리와 적응 기간이 가장 짧은 국내 연수를 선택했던 것입니다.

1년의 KIST 생활 동안, 당시 지도 교수였던 류재천 박사님의 도움 아래 많은 것을 배울 수 있었습니다. 류재천 박사님은 환경호르몬 분야에서 많은 연구 업적을 가지고 계시면서, 환경부 장관 표창장을 수상하신 적도 있을 정도로 명성이 높은 분이었습니다. 한국환경독성학회에서 회장도 역임하시면서 후배 양성에도 관심과 열정이 많은 분이라, 옆에서 많은 것을 배울 수 있었습니다. 그때의 경험을 바탕으로, 환경호르몬과 여성질환에 대한 연구를 지속하며 수편의 연구 논문을 낼 수 있었습니다. 또 이러한 환경호르몬과 여성질환에 대한 연구와 관심이, SBS 스페셜 〈바디버든〉 출연과 일회용 생리대 건강영향평가에 참여하는 계기를 만들어 주었습니다.

이제는 처음 환경호르몬에 관심을 가지게 되었던 2004년과는 달리, 여성질환이 환경호르몬과 관련 있다는 수많은 데이터들이 누적되고, 학계에서도 정설로 받아들여지고 있습니다. 하지만 아직까지도 우리나라 의료계에서는 환경호르몬에 대한 관심과 이해가 낮은 실정이라 안타까울 때가 많습니다. 의사들의 이런 무관심으로 인해, 환자들이 정확한 정보를 얻지 못하고 여러 인터넷상의 떠도는 정보에 무방비로 노출되어 있는 실정도 안타깝습니다. 환경호르몬은 우리 주변에 항상 있고, 모든 사람들이 지속적으로 노출되고 있습니다. 또한 이로 인해 여러 가지 여성을 괴롭히는 질병들이 생기고 있습니다. 끊임없이 원인이 만들어지고 있고, 그 원인으로 인해 여러 가지 질병이 만들어지는 상황을 현장에서 목도하고 있으면서도 이것을 어떻게 해 줄 수 없는 현실이 여러모로 답답하기만 합니다.

환경호르몬과 여성질환에 대한 책을 쓰고 싶었던 것은, 아주 오래전 이 주제에 관심을 가졌던 2000년대 초반부터 생각하고 있던 것이었습니다. 대학병원에서 교수로 재직하고 있을 때는 생각은 많았으나 쓸 시간이 없었기에 지금 교직을 내려놓고 한 사람의 평범한 의사가 된 후에, 지난 나의 공부를 정리하는 의미에서 책을 쓸 수 있었습니다.

이 책은 자궁과 난소에 질병이 있어 고통받고 있는 나의 환자들을 위한 책입니다. 병원에서 눈물을 흘리는 것 말고도 '내가 무엇을 할 수 있을까?'라고 궁금해하는 나의 안타까운 환자들에게 이 책을 권하고 싶습니다. 당신들이 질병에 걸린 것은 당신의 잘못만은 아니라는 것을, 이 시대와 환경이 우리에게 질병을 떠넘기고 있다는 것을 알려 주고 싶었습니다. 건강을 위해 해야 할 것들과 지켜야 할 수칙이 너무나 난무하는 요즘 세상에, 몇 가지 단순한 키워드만으로도 우리가 우리의 건강과 가족의 건강을 지킬 수 있다는 것을 알려 주고 싶었습니다.

부디 이 책이 여성들의 건강을 지키는 데 있어서 도움이 되기를 바라며, 온 지구가 환경오염으로 시름시름 앓고 있는 지금, 이 책이 너무 늦은 것은 아니기를 바라 봅니다.

추천사

우리는 생활 속에서 다양한 화학물질에 노출될 수밖에 없다. 우리가 먹고 마시고 사용하는 모든 것이 인간이 만든 합성화학물질과 관련되기 때문이다. 문제는 일상생활 속에서 우리 몸에 노출되는 환경호르몬이 얼마나 되는지 정확히 알 수 없을 정도로 많다는 점이다. 특히 여성들은 생물학적인 특성이나 사회·문화적인 조건으로 인해 인공 향과 플라스틱 가소제, 인공 계면활성제, 미세플라스틱으로부터 더 많은 위험에 처하게 된다. 세계적으로 급증하고 있는 다낭성난소증후군, 생리통, 자궁내막증, 자궁암, 유방암 등이 생활 속 환경호르몬 물질과 연관되어 있다는 연구 결과가 다수 발표되었고 정설로 굳어지고 있다.

여성환경연대는 2000년대 중반부터 향수, 이·미용품, 일회용 생리대 등에 들어 있는 환경호르몬 물질이 어떻게 여성의 몸과 지구를 해치는지 조사하고, 인간과 비인간 생명 모두에게 건강하고 안전한 라이프스타일을 제안하는 캠페인과 정책 활동을 해 왔다. 하지만 정부와 산업계는 화장품 속 화학물질의 건강 영향이나 일회용 생리대 부작용에 대해 '과학적인 증거가 없다.'라며 규제와 대책 마련을 차일피일 미루었다. 여성의 질병을 직접 치료하는 산부인과 의사로서 임상경험에서 환자들에게 회피요법이나 친환경적인 습관을 치료법으로 권하고, 그 효과를 확인한 분이 있다면 얼마나 좋을까? 하는 생각으로 오랫동안 수소문하던 끝에 만난 분이 바로 이 책의 저자 조현희 선생님이다. 저자는 국내 산부인과 의사로서는 드물게 환경호르몬 물질과 여성 질병에 대해 지속적으로 연구하면서 생활 속 환경호르몬 물질이 인체 내 '바디버든(Body Burden)'을 높여 심각한 질병으로 이어진다는 것을 깨닫고, 환자들에게 바디버든을 낮추는 구체적이고 실용적인 생활 습관과 지침을 제시하는, 반갑고 고마운 분이다.

'자궁, 난소, 유방질환 재발 방지 생활요법'이라는 부제가 붙은 이 책의 1부는 환경호르몬의 인체 내 작용에 대해 전반적으로 다루고, 2부는 여성 질병에 집중하고 있다. 저자는 실내 공기 오염, 농약과 식품첨가물이 든 음식의 문제, 과도한 육식이 초래하는 건강영향, 화학물질 이동경로로 작용하는 개인용품과 월경용품의 위험을 '과학적' 근거와 데이터를 통해 설명하여 설득력을 얻었다. 직업적인 특성으로 프탈레이트나 파라벤, 트리클로산, 비스페놀A, 제초제 등의 노출이 과다한 네일샵이나 미용실, 대형 할인 마트, 농업 분야에서 일하는 여성들에 대한 우려 또한 놓치지 않는다. 가장 효과적인 치료법은 사전에 예방하는 것이다. 전문의로서 의학 지식을 건조하게 소개하는 데 그치지 않고 생활, 개인용품, 주방 및 식생활별 실천법을 제시하여 질병을 사전에 예방할 수 있도록 안내한 것이 이 책의 큰 장점이다. 저자의 말처럼 바디버든 저감은 혼자서 하는 게 아니다. 화학물질을 규제하고 대체물을 개발하여 상용화하는 정부와 기업의 노력, 학교와 병원에서 지속적인 교육 시행, 임상의사 특히 산부인과와 소아과, 내분비 의사에 대한 정보제공과 교육 또한 매우 중요한 과

제이다.

  이 책은 여성들이 병에 걸린 것은 개개인의 잘못이 아니라 위험 물질로 가득 찬 사회와 환경오염이 문제라고 지적한다. 인간이 눈앞의 이익과 편리함을 좇아 만든 화석연료 기반 상품과 기계들과 발전소로 지구는 기후위기로 숨 막혀 죽어 가고 있다. 우리는 지구의 온 생명과 연결되어 있고 상호작용하며 살아가고 있다. 이 책은 뚜렷한 원인을 모르는 질병으로 우울하고 고통받는 여성들뿐 아니라, 우리가 독성화학물질의 저감을 통해 인간과 비인간 모두를 책임 있게 돌볼 때 우리의 삶 또한 건강하고 안전해진다 믿고 일상을 한 걸음씩 변화시켜 가는 사람들에게 추천한다.

2023. 12. 25.
이안소영 여성환경연대 상임대표

제1장

보이지 않는 살인마, 환경호르몬

우리는 항상 호르몬에 둘러싸여 있다

　환경호르몬이란 말을 이해하기 위해서는 '호르몬'이 무엇인지를 알아야 합니다. 보통 청소년 시기를 '호르몬이 날뛰는 시기'라고 하지요. 그때 말하는 호르몬이란 생식샘에서 분비되는 호르몬을 말합니다. 청소년기에 분비량이 급증하면서 귀엽고 착하던 어린아이를 갑자기 어른으로 만들어 버리는 것, 그것이 바로 성호르몬입니다.

　호르몬이란 우리 몸에서 자연적으로 만들어지고, 혈액이나 체액 등을 타고 이동하며, 다른 세포나 조직의 기능에 영향을 주는 물질입니다. 정상적인 호르몬은 신체의 건강한 발달을 돕고, 전 생애에 걸쳐 인체가 정상적인 기능을 하도록 도와주는 역할을 합니다. 즉 눈에 보이지 않게 핏속을 다니면서 신체의 기능을 미세하게 조절하는 역할을 합니다.
　호르몬의 정의는, '**특정 장기**에서 만들어지고 분비되며, **혈액**을 통해 **전신**에 퍼지고, **특정 수용체에게만** 작용하는 생체 물질'이라고 되어 있습니다. 중요한 것은, 특정한 곳에서 만들어지고, 전신으로 퍼지고, 그 호르몬을 잡는 수용체가 있는 곳에서 작동한다는 것입니다.

대표적인 호르몬	분비되는 곳	작용하는 곳
여성호르몬(에스트로겐)	난소	자궁, 질, 유방, 뼈, 뇌
남성호르몬(테스토스테론)	정소	고환, 페니스, 근육, 뼈, 뇌
인슐린	췌장	간, 근육, 지방 및 전신
갑상선호르몬	갑상선	심장, 뇌, 교감신경, 뼈, 위장관 및 전신
성장호르몬	뇌하수체	뼈, 근육, 전신
유즙분비호르몬	뇌하수체	유방
아드레날린	부신	심장, 폐, 눈, 간
글루코코르티코이드	부신	뇌 및 전신

표 1. 대표적인 호르몬과 호르몬이 분비되는 곳

사람들이 많이 알고 있는 대표적인 호르몬으로는 '인슐린'이 있습니다. 인슐린은 췌장에서 분비되어 혈당을 조절하는 역할을 하는 중요한 호르몬입니다. 인슐린 분비가 안 되거나, 분비가 되더라도 작용을 못 하면 [당뇨병]이 생깁니다. 인슐린은 혈당조절 이외에도 뇌, 심장, 콩팥, 뼈, 피부, 모공 그리고 온몸의 혈관 세포에서도 세포 에너지를 조절하는 역할을 합니다.[1,2] 이렇게 호르몬이라는 것은 분비된 곳을 떠나 신체의 다른 부위에서 작동하는 역할을 합니다.

잠시 연습 게임을 하는 야구장을 상상해 보겠습니다. 호르몬을 작은

1   Md Saidur Rahman et al. 〈Role of Insulin in Health and Disease: An Update〉.《Int J Mol Sci》. 2021 Jun;22(12):6403.
2   Hough FS et al. 〈Mechanisms in endocrinology: Mechanisms and evaluation of bone fragility in type 1 diabetes mellitus〉.《Eur J Endocrinol》. 2016;174:R127-R138.

야구공이라 생각하고, 타석에 서 있는 타자가 호르몬을 만들어서 분비하는 곳이라고 생각해 보세요. 타자가 야구공을 배트로 치면 야구공은 야구장 구석구석으로 날아가고, 글러브를 끼고 있는 내야수나 외야수들이 공을 받아 냅니다. 타자가 인슐린을 분비하는 췌장이라면, 야구공이 인슐린이 되는 거고, 내야수나 외야수들이 다른 장기입니다. 야구 경기에서 야구공을 얼마나 잘 받느냐가 중요하듯이, 장기가 인슐린을 얼마나 잘 받느냐에 따라 그 장기의 기능이 결정되는 것입니다. 세포에는 이렇게 호르몬을 받아 내는 글러브 같은 부분이 있는데, 이를 '수용체'라고 합니다.

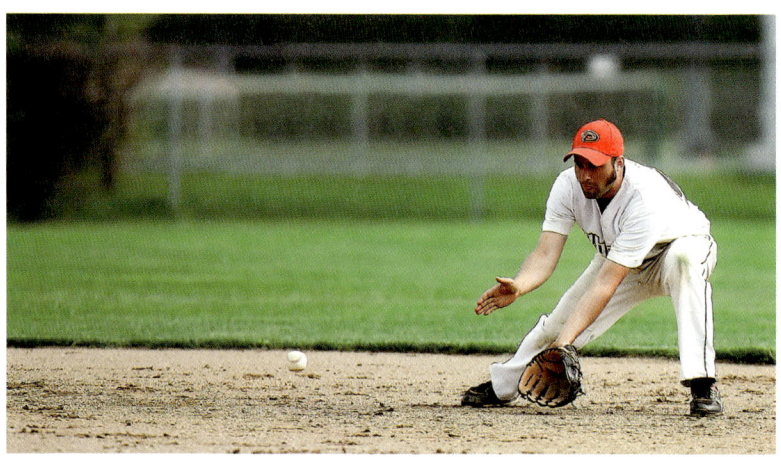

그림 1. 호르몬(야구공)과 호르몬 수용체(글러브)[3]

야구 경기가 끝나면 야구장 구석구석에서 굴러다니는 야구공들을 전부 수거하고, 찢어지거나 터진 공은 버리고 새것으로 구비합니다. 몸 안

3 사진: Unsplash의 Keith Johnston.

에서도 마찬가지의 일이 벌어집니다. 오래되거나 기능을 못 하는 호르몬들은 분해해서 배출하고, 분해해서 남은 것으로 다른 호르몬을 만들기도 합니다. 오래된 야구공들이 야구장에서 뒹굴고 있으면 정상적인 게임이 불가능하듯, 몸속의 호르몬도 제때 분해하고 배출되지 않는다면 몸은 정상적인 기능을 할 수가 없어집니다.

환경호르몬과 호르몬의 차이는 무엇일까?

'환경호르몬'이란 말은 일종의 별명입니다. 정확하게 말하면 '호르몬계 교란물질'이라는 단어가 맞습니다. 호르몬계 교란물질은 화학물질의 일종으로, 몸 안으로 들어가 호르몬 계통을 어지럽히는 물질을 말합니다. 호르몬계 교란물질들은 음식이나 개인 위생용품, 여러 공장에서 만들어낸 물질들, 환경(공기, 토양, 물 등) 등 우리가 접하는 일상 환경 속에 녹아 있기 때문에 환경호르몬이라는 별명으로 불리고 있는 것입니다. 이 책에서는 이해하기 쉽게 환경호르몬이라는 별명을 사용하겠습니다.

앞에서 인슐린의 예를 야구공에 비유했습니다. 이런 상상을 한번 해보세요. 만약 타자가 야구공을 쳤는데 갑자기 그 야구공이 배구공만큼 커지면 어떻게 될까요? 공이 갑자기 네모 모양으로 바뀌거나 5개로 쪼개진다면? 야구공을 잡아야 하는 내야수의 글러브가 갑자기 권투 글러브로 바뀌면 어떻게 될까요? 글러브가 유리로 변했다고 생각해 보세요. 야구공을 잡을 수 있을까요? 버려야 할 찢어진 야구공들이 버려지지 않고 있다면, 찢어진 공으로 야구를 할 수 있을까요?

환경호르몬은 이처럼 게임을 방해하는 방해자입니다. 즉 정상적으로 호르몬이 만들어지고 이동하고 사용되고 버려지는 과정에 문제를 일으킵니다.

환경호르몬은 어떻게 질병을 유도하는 것일까?

오랜 기간 학자들은 환경호르몬이 여러 질병의 원인일 것이라고 생각하면서 연구를 해 왔습니다. 하지만 사실 환경호르몬에 대한 연구는 쉽지 않았습니다. 환경호르몬의 종류가 너무 많았고, 정확하게 측정하기도 어려우며, 태아 시절에 노출된 환경호르몬이 나중에 성인이 되고 나서야 문제를 유발하기도 했기 때문에, 그 연관성을 찾아내는 것 자체가 어려웠습니다. 환경호르몬이 질병을 유발하는 방식은 크게 세 가지로 생각되는데, 하나씩 간단하게 살펴보기로 하겠습니다.

첫 번째는 직접적으로 몸 안에서 정상적인 호르몬의 생성과 대사, 작용에 관여하며 호르몬과 비슷하게 활동하면서 영향을 주는 방식입니다. 환경호르몬은 호르몬과 비슷한 모양을 하고 있어서 신체가 그것을 본인의 정상적인 호르몬이라고 착각하게 만듭니다. 타자가 공을 치고, 내야수가 진짜 공(호르몬)을 받아야 하는데, 갑자기 옆에서 수십 개의 가짜 공(환경호르몬)이 날아오면 진짜 타자가 친 공을 받아 낼 수 없겠지요.

글러브 안에 가짜 공이 들어가 버리면, 막상 진짜 공은 잡을 수가 없게 됩니다.

앞에서 잠깐 설명한 호르몬의 분해와 배출에도 환경호르몬이 영향을 줍니다. 다 사용한 호르몬은 분해해서 없애고, 분해해서 나온 물질로 다른 것을 만들어 내는 과정이 필요한데, 없어져야 하는 호르몬들이 배출이 안 된다면 몸 안에 쌓여 또 다른 문제를 유발하게 됩니다. 또, 환경호르몬은 수용체의 민감도를 변화시키는 역할도 합니다. 내가 야구공을 한 번 받아 낼 때마다 1점을 딸 수 있는데, 환경호르몬이 있으면 야구공 10개를 받아 내야 1점을 얻을 수 있게 되는 것입니다. 그러면 몸 안에는 정상적인 양의 호르몬이 있지만, 정작 신체는 이를 사용하지 못하는 상태가 됩니다.

두 번째는 신경내분비계통에 영향을 주는 방식입니다.[4] 신경내분비계통이란, 우리 몸에서 항상성을 조절하는 부위로, 생식, 성장, 대사, 에너지 균형, 그리고 스트레스 반응을 관장하며, 보통 뇌하수체와 시상하부 등에서 이루어집니다. 예를 들어, 여성에게 중요한 여성호르몬(에스트로겐)은 난소에서 분비가 됩니다. 난소에서 여성호르몬이 잘 나오게 하려면, 뇌(신경)에서 지시호르몬이 잘 나와야 합니다. 방출호르몬이나, 생식샘자극호르몬 같은 것들이 여성호르몬의 지시호르몬입니다. 뇌에서 지시가 잘 내려와야 하고, 난소가 이 지시 사항을 잘 받아야 여성호르몬이 나오게 됩니다. 이 체계는 회사에서 사장이 지시를 하고, 중간에 매니저

---

4   Gore AC. 〈Neuroendocrine targets of endocrine disruptors〉. 《Hormones(Athens)》. 2010;9(1):16-27.

가 이를 정리하여 전달하면 말단직원이 일하는 구조와 유사합니다. 뇌가 사장이고, 뇌하수체가 매니저, 난소가 직원이 되는 것이지요.

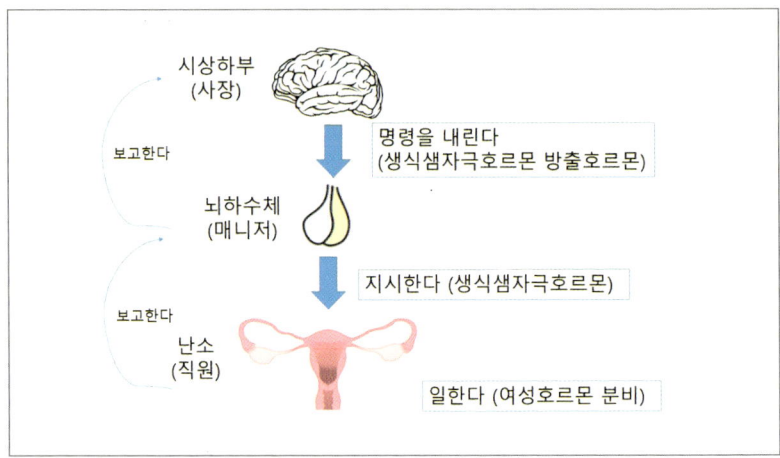

그림 2. 신경내분비계통의 예
시상하부가 명령을 내리면, 뇌하수체가 지시하고, 이를 받아 난소가 일을 한다.

한 연구에서는 임신한 쥐를 폴리염화비페닐(PCB)이라는 환경호르몬에 노출시켰는데, 태아 쥐가 성체가 된 후 생식샘자극호르몬 분비에 문제가 발생했으며, 난소에서 분비되는 호르몬 수치가 지나치게 높이 올라가는 현상도 보였습니다.[5] 난소뿐만 아니라 갑상선호르몬이나 성장호르몬 역시, 뇌에서 지시호르몬이 나와야 분비가 되는데, 환경호르몬은 이 신경내분비계통의 지시 체계를 무너트립니다.

---

5 Steinberg RM et al. 〈Effects of prenatal PCBs on adult female rat reproduction: Development, reproductive physiology, and transgenerational effects〉.《Biol Reprod》. 2008;78:1091-101.

세 번째는 유전자의 활성도를 조절하는 방식입니다. 유전자는 세포 안에 각인되어 있는 정보입니다. 좋은 유전자를 가지고 태어난 아이는 키도 크고, 공부도 잘하고, 성격도 좋겠지요. 우리는 흔히 이런 아이들을 '유전자의 은총'을 받았다고 말합니다. 유전자는 타고 태어난 것이기에 어떻게 해도 내가 이것을 바꿀 수 없습니다. 그렇다고 해서 내가 조상에게 받은 유전자가 항상 100% '발현'되어 나타나는 것은 아닙니다. 예를 들어, 어머니가 자궁근종이 있다고 해도 그 밑에 세 딸이 모두 근종이 있는 것은 아니니까요.

즉, 나에게 자궁근종 유전자가 있다고 해도, 그 유전자가 활동하지 않으면 나는 근종이 생기지 않습니다. 이렇게 유전자의 활동을 어떻게 조절할 수 있는지를 연구하는 것이 후성유전학에서 하는 일입니다. 대표적인 유전자 활동 조절 방법으로 DNA의 메틸화가 있습니다. DNA 메틸화가 되느냐 안 되느냐로 그 유전자의 활동을 조절할 수 있는 것이지요. DNA의 메틸화는 내가 무엇을 먹느냐, 어떤 환경에서 자라느냐, 어떤 약에 노출되었느냐, 환경호르몬에 노출이 되느냐 등등으로 결정됩니다. 환경호르몬은 이렇게 후성유전학적인 경로를 통해 유전자의 활동을 조절하여 질병 발생에 영향을 주는 요소로 작용합니다.

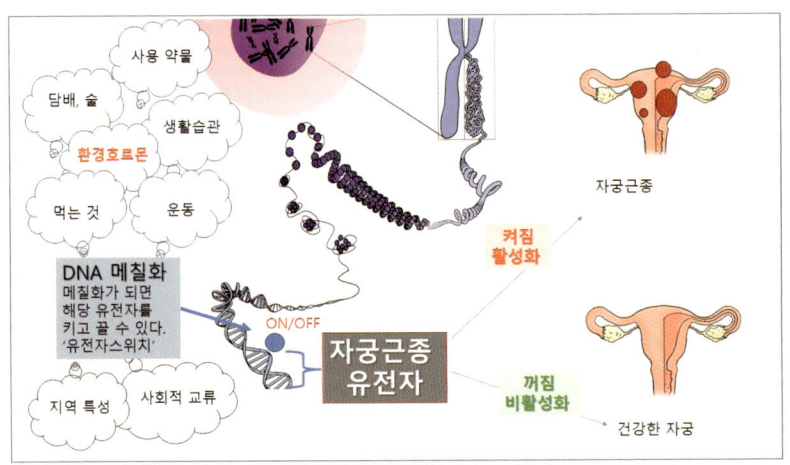

그림 3. 자궁근종 유전자의 후성유전학적인 조절과 환경호르몬

환경호르몬은 어디에 있을까?

현대 사회를 살면서 환경호르몬을 접하지 않고 살기란 매우 어렵습니다. 우리가 흔히 '문명의 산물'이라고 생각하는 모든 것들은 환경호르몬이 있다고 생각하면 됩니다. 조선시대를 생각해 보면, 그 시절에는 음식을 보관하는 플라스틱 통도 없었고, 남은 채소의 수분이 날아가지 않게 해 주는 비닐도 없었습니다. 추위도 지금처럼 방수 처리가 된 패딩을 입는 것이 아니라 동물의 털로 된 옷이나 면직물의 옷을 겹겹이 껴입었지요. 집은 단열이 안 되는 진흙과 나무, 짚으로 만들어져 있었고, 모기가 있어도 약을 뿌릴 수도 없고, 배추나 사과에 벌레가 있어도 손으로 잡는 수밖에는 방법이 없었을 것입니다. 이 모든 것들은 지금은 현대의 과학으로 해결이 되고 있지만, 반면 환경호르몬을 우리 일상에 안겨 주었습

니다.

  2022년 12월 신문에 났었던 환경호르몬과 관련하여 인상적인 뉴스 두 가지가 있습니다. 하나는 부여군 주민 일부에게서 비소나 알루미늄, 망간 등의 환경호르몬이 검출되었다는 뉴스였습니다. 인근에 폐기물처리 업체가 있었던 지역으로 114명의 참여 주민 중 46명에서 비소가 높게 검출되었으며, 그 외에 알루미늄, 망간, 구리, 다환방향족탄화수소 대사체, 휘발성유기화합물 대사체 등이 기준치보다 높게 측정되었습니다.[6]

  다른 하나는, 인조가죽에서 프탈레이트가 검출되었다는 뉴스였습니다.[7] 자동차 시트나 소파에 사용되는 인조가죽 업체 1,223개를 조사한 결과, 이 중 189개(15.4%)에서 플라스틱을 부드럽게 만들기 위한 가소제로 프탈레이트를 사용하고 있었으며, 151개의 제품을 분석한 결과, 148개 업체의 제품에서 어린이 제품 기준치를 초과한 양의 프탈레이트가 측정됐다고 보고되었습니다.

  우리는 이렇게 가끔 뉴스를 통해 젖병이나 장난감, 소음 방지 매트 등 어린이용 제품들이나, 텀블러, 플라스틱 물병, 컵라면 용기, 일회용 종이컵, 운동 매트, 화장품, 생리대 등 각종 물건에서 환경호르몬이 검출되었다는 뉴스를 접합니다. 하지만 그런 뉴스를 들어도 들을 때만 걱정스럽고 무섭지, 곧 무덤덤해지는 것도 사실인 것 같습니다. 환경호르몬이라

---

[6] 장찬우. 〈폐기물처리업체 있던 마을 주민 중금속·환경호르몬 기준치 초과〉. 《프레시안》. 2022. 12. 14. https://www.pressian.com/pages/articles/2022121410225235210

[7] 이미지. 〈인조가죽업체 15% 환경호르몬 사용… "많이 쓸수록 인체 누적"〉. 《동아일보》. 2022. 12. 30. https://www.donga.com/news/Society/article/all/20221229/117218303/1

는 것이 무색무취한 경우가 많고 내가 얼마나 접하고 있는지, 내 몸 안에 얼마나 있는지가 측정하기 어렵습니다. 평소에는 존재하는지도 모르고 지나가는 경우가 많습니다. 여기에는 집단의식도 작용을 하는 것 같습니다. '나만 노출되는 것도 아닌데, 왜 나만 걱정해야 하나.' 이런 생각이 들 수도 있겠지요. '전 세계의 사람들이 다 같이 노출되고 있는데, 정말 위험하다면 뭔가 조치가 있을 거야.'라는 막연한 믿음이 들 수도 있습니다.

게다가 환경호르몬을 없애면 당장 생활의 지속이 불가능할 정도로, 여러 가지 일상생활 용품들은 환경호르몬에 기대고 있습니다. 당장 우리 주변의 비닐과 플라스틱을 생각해 보면, 이것들 없이 인간의 생활이라는 것이 과연 가능하기나 한 일인지 의구심이 들 것입니다. 컴퓨터로 글을 쓰고 있는 지금도 제 주변에는 환경호르몬이 있을 것으로 의심되는 물건들이 여러 개가 있습니다. 컴퓨터 본체와 키보드, 마우스도 플라스틱으로 되어 있습니다. 모두 피복제로 둘러쌓인 전선으로 연결되어 있습니다. 제가 앉아 있는 의자도 합성피혁으로 만들어져 있고, 마루에는 운동용 고무 매트가 깔려 있습니다. 이처럼 환경호르몬은 생활 속에서 너무나 흔하게 접하기 때문에 이를 피하는 것도, 영향을 받지 않는 것도 불가능해 보입니다. 그러니 환경호르몬이 무서운 것이라도 해도 당장 생활의 편리를 위해서라면, 또 당장 죽을 정도로 어디가 아픈 게 아니라면 눈 감고 계속 사용하게 되는 것이 아닐까 싶습니다.

환경호르몬으로 분리되는 화학물질의 수는 약 100여 종인데, 구체적인 종류는 국가별 혹은 기관별로 상당한 차이가 있습니다. 이는 국제적으로 통용되는 판단기준의 표준이 없기 때문입니다.[8] 대표적인 환경호르몬과 흔하게 발견되는 물품은 다음의 표와 같습니다.

환경호르몬	발견되는 경우
디디티, 아트라진, 클로르피리포스, 4-D글리포세이트	살충제, 농약
납, 카드뮴	어린이 용품, 장난감, 각종 페인트
파라벤	개인 위생용품들, 화장품, 의료 기구, 알약
프탈레이트	플라스틱 용기와 식기, 랩, 각종 플라스틱 물건들, 비닐로 된 음식 포장지, 인공 향(방향제, 향수, 향초 등등), 매니큐어, 프린터 잉크, 접착제, 장판, 카펫 등
폴리염화비페닐(PCB)	산업에서 사용되는 여러 가지 용매, 이들 생산에서 나오는 부산물들, 방염, 절연이 되는 물건들 방염 기능이 있으면서 화학적으로 안정하며 절연 기능이 있어 널리 사용 절연제와 전기용품들, 유성페인트 등등
다이옥신	쓰레기 소각, 산업 용매와 각종 부산물들, 금속 세정제
비스페놀A	영수증, 플라스틱 용기, 랩, 에폭시 바닥제, 통조림 내부 코팅, 종이컵
과불화화합물	기능성 섬유들, 옷, 코팅된 프라이팬과 냄비들, 마루 광택제, 세척제, 소방약제, 반도체 및 LCD, 카펫, 페인트, 왁스, 인화지, 금속도금, 살충제, 프린터와 복사기, 방수, 방염, 절연이 되는 물건들
트리클로산	항균제, 항균 기능이 있는 여러 가지 제품들, 화장품, 손 세정제, 비누
톨루엔	접착제, 가구, 페인트, 카펫 등 새집증후군의 원인

표 2. 다양한 환경호르몬과 발견되는 경우의 예

[8] James C et al. 〈Critical comments on the WHO-UNEP State of the Science of Endocrine Disrupting Chemicals - 2012〉. 《Reg Toxico Pharma》. 2014;69(1):22-40.

환경호르몬의 순환

예전에 사용하던 대표적인 살충제로 디디티(DDT)가 있습니다. 제가 어렸을 때는 이 살충제를 차로 마을 전체에 뿌리고는 했었습니다. 벼룩, 이 같은 벌레가 많고 오수/하수 시설이 제대로 되어 있지 않은 과거에는 흔하게 볼 수 있던 풍경이었지요. 어린아이들은 그 차 뒤를 쫓아다니면서 연기에 샤워를 하고는 했습니다. 그 차에 실려 있던 것이 바로 디디티입니다.

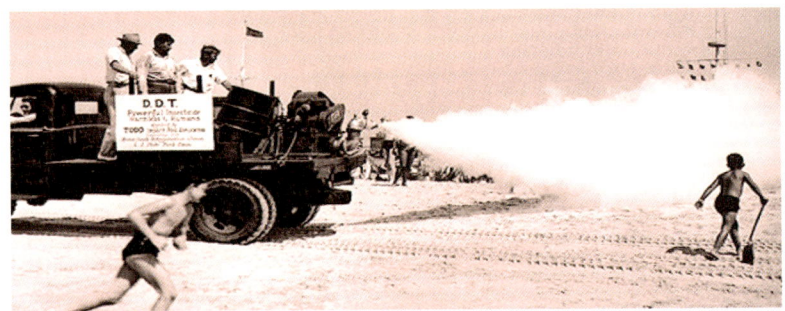

그림 4. 디디티를 뿌리는 차량의 모습(The DDT Story | Pesticide Action Network (panna.org))[9]

전 세계의 살충제 문제를 해결하고, 건강 및 환경을 생각하는 국제 시민행동 네트워크인 PAN(Pesticide Action Network)에 의하면, 디디티가 미국에서 사용 금지된 지 약 40여 년이 되었지만, 아직도 건강에 위협을 가하고 있다고 말하고 있습니다. 한국에서도 1979년에 시판이

---

9   살충제 시민행동 네트워크(PAN, Pesticide Action Network). 'DDT story'. https://www.panna.org/resources/ddt-story/

중단되었지요. 그러나 2014년 미국 CDC의 보고에서 조사한 내용을 보면, 말라리아같이 해충이 옮기는 질병을 예방하기 위해 남아프리카 공화국이나 인도, 모잠비크 같은 나라에서는 여전히 많은 양의 디디티를 사용하고 있습니다. 디디티를 생산하는 나라는 북한, 중국, 인도였는데, 중국은 2008년 이후 생산을 중지하였고 북한은 2006년 이후 공개된 데이터가 없다고 합니다. 인도에서는 2022년까지 지속적으로 디디티를 생산하여 필요한 국가로 수출하고 있습니다. 즉 지구 어디선가는 디디티가 지속적으로 만들어지고, 사용되고 있다는 것입니다.

아, 그럼 우리나라에서는 사용이 금지된 것이 오래전이니, 우리는 안전하지 않을까요? 디디티는 굉장히 안정적인 물질로, 토양 속 디디티의 반감기는 2~15년 정도 되며, 물속에서의 반감기는 약 150년입니다[10](반감기라는 것은 어떤 물질이 반으로 없어질 때까지 걸리는 시간을 말합니다). 즉 100개의 디디티가 물속으로 들어가면, 그것이 50개로 자연분해 되는 데 걸리는 시간이 150년이라는 말입니다.

디디티가 남성 불임, 유방암을 비롯한 여러 가지 암, 유산이나 조산, 저체중아 출생, 발달장애, 신경질환과 간질환 등 여러 가지 질병의 원인이 될 수 있다는 것을 생각하면, 한 번 자연 속에 방출된 디디티가 얼마나 오랫동안 인간의 삶을 위협하는지를 알 수 있습니다. 디디티 이외에도 폴리염화비페닐(PCB)나 과불화옥탄술폰산(Perfluorooctane Sulfonate, PFOS) 같은 환경호르몬들도 긴 반감기로 인해 토양과 물에

---

10   Toxicology Profile for 4,4'-DDT, 4,4'-DDE, 4,4'-DDD(Update); U. S. Department of Human Health & Human Services. Agency for Toxic Substances and Disease Registry. 1994.

오래도록 잔류합니다.

  어떤 물질이 반으로 감소하기까지 시간이 오래 걸린다는 말은, 과거에 만들어진 그 물질들이 아직도 토양이나 대기 중에 존재한다는 것을 의미합니다. 즉, 우리가 이제부터 매우 조심하여 환경호르몬을 만들어 내지 않는다고 하여도, 그 물질들로부터 위협을 받지 않으려면 정말 오랜 시간이 지나야 한다는 것입니다. 게다가 매일 새로운 화학물질들이 개발되고 환경호르몬을 함유한 물질들이 사용되는 상황에서는, 지구 전체의 환경호르몬을 감소시키는 것이 거의 불가능해 보입니다.

  이렇게 한 번 방출된 환경호르몬들은 먼지 혹은 물방울에 섞여 대기를 순환하면서 결국에는 바다로 들어가게 됩니다.[11] 물속의 디디티가 반으로 줄어드는 데 걸리는 시간은 150년이고, 그 기간 동안 디디티는 물방울을 타고 대기의 순환 과정에 맞추어 이동하는 것입니다. 지금은 단지 인도에서만 생산되고 있는 디디티가 전 세계의 바다와 토양에서 검출되는 것은 이러한 이유 때문입니다. 청정 지역으로 생각되고 있는 북극에 사는 북극곰에게서 다량의 폴리염화비페닐(PCB) 같은 잔류성 유기오염물질(Persistent Organic Pollutants, POPs)들이 검출되고 있으며, 이러한 환경호르몬들이 북극곰의 갑상선 기능과 성호르몬장애를 유발하고 면역기능과 행동 발달, 장기 발달에 영향을 준다는 사실은 이미 여러

---

11 Irene S and Gerhard L. 〈Cycling of DDT in the global environment 1950-2002: World ocean returns the pollutant〉. 《Geophys Res Lett》. 2009;36:L24602.

가지 논문을 통해 입증되어 왔습니다.[12~15] 이 말은, 지구 한편에서 만들어지는 환경호르몬에 의하여 전 지구가 영향을 받기 때문에 지구상에 안전한 지역이란 존재하지 않는다는 말이 됩니다.

시판이 중지된 살충제가 달걀에서 나오는 이유

2017년 한국에서 소위 '살충제 계란' 파동이 있었습니다. 살충제나 제초제를 한 번도 쓴 적 없다는 친환경 양계장 같은 곳에서 생산된 계란인데, 농약과 살충제들이 기준치를 초과한 상태로 유통된 사건입니다. 시판되는 달걀에서 바퀴벌레 퇴치 약 등에 들어가는 피프로닐 성분과 강력한 살충제인 비펜트린 그리고 사용 금지된 지 오래된 디디티가 검출된 것입니다.[16] 이 중 여러 개의 농장들은 검증된 친환경 농장이었기 때문에 더 큰 충격을 주었습니다. 검출된 물질 중 살충제는 사실 정부에서 기준

---

12 Stirling I et al. 〈Immobilization of polar bears (Ursus maritimus) with telazol in the Canadian Arctic〉. 《J Wildl Dis》. 1989;25:159-68.
13 Tryland M et al. 〈Plasma biochemical values from apparently healthy free-ranging polar bears from Svalbard〉. 《J Wildl Dis》. 2002;38:566-75.
14 Beate U and Ralf S. 〈Developmental toxicity of polychlorinated biphenyls(PCBs): a systematic review of experimental data〉. 《Arch Toxicol》. 2004;78:252-68.
15 van den Berg KJ. 〈Interaction of chlorinated phenols with thyroxine binding sites of human transthyretin, albumin and thyroid binding globulin〉.《Chem Biol Interact》. 1990;76:63-75.
16 윤신영. 〈친환경 달걀 농장에서 나온 DDT… 38년 금지 농약 어떻게 검출됐을까〉. 《동아사이언스》. 2017. 08. 24. https://www.dongascience.com/news.php?idx=19475

치를 정해 놓고 양계장에서 사용하는 허가 약물이었습니다. 하지만 일반 사용 시 나올 수 없는 과도한 양이 달걀에서 검출된 것이 문제가 되었습니다.

닭을 키울 때 사용 가능한 살충제는 있습니다. 현대의 밀집된 공장식 사육에서, 살충제를 사용하지 않고 닭을 키우는 것은 어려운 일입니다. 농가에서도 사용이 금지된 살충제를 사용한 것은 아니었습니다. 확인 결과, 주변 시설에 뿌려야 하는 살충제를 닭에게 직접 분무한다거나, 과도한 양을 자주 사용하는 등 잘못 사용한 것으로 드러났습니다. 이는 정부에서 아무리 규제를 하고 안내를 잘해도, 사용자들이 정확하게 사용하지 않는다면 그 피해가 고스란히 소비자에게 전해진다는 것을 말해 주는 대표적인 사례가 되었습니다. 좀 더 많은 사람들이 환경호르몬에 대해서 알고 주의해야 하는 이유가 바로 여기에 있습니다. 사용하는 농부들도 본인이 그것을 닭에게 뿌린다고 설마 달걀에서 살충제가 나올 것이라는 생각을 하지 못했을 것입니다. 우리가 집 안 구석구석에 바퀴벌레 약을 뿌리면서, 이 약이 가족들의 비만이나 천식 같은 질병의 스위치를 켤 수 있다는 생각을 못하는 것처럼 말이지요.

그렇다면 1980년대 이후 단종되어 버린 디디티는 어떻게 달걀에서 나오게 된 것일까요? 해당 농장은 일제시대 때 과수원이었던 곳으로, 그 당시 디디티를 많이 사용했던 자리였습니다. 디디티가 토양에 들어가 분해되지 않은 상태로 있다가 닭을 통해 달걀로 전파된 것입니다. 당연히 이것을 먹은 사람들의 몸에도 들어갔겠지요. 하지만 그 당시 정부에서는 소량이기 때문에 전혀 위험하지 않다는 발표를 했습니다. 어떤 사람들은 달걀을 자주, 많이 먹기도 하며, 달걀 이외에 다른 환경호르몬에도 복합적으로 노출이 된다는 것을 간과한 것입니다.

내 몸속의 환경호르몬은 어떻게 들어왔을까?

사람은 어떤 경로로 환경호르몬에 노출되는 것일까요? 가장 많이 들어오는 경로는 음식이고, 두 번째가 호흡입니다. 대기 중의 존재하는 환경호르몬은 호흡기를 통해 몸 안으로 들어옵니다.[17]

몸 안으로 들어오는 경로	존재하는 곳	환경호르몬의 종류
음식이나 물을 통해 경구 섭취	산업 폐기물, 살충제로 오염된 토양, 지하수	PCBs, 다이옥신, 과불화화합물, 디디티
	음료수/음식물의 패키지, 고무 장난감, 음식 속의 살충제, 제초제	비스페놀A, 프탈레이트, 클로로피리포스, 디디티
호흡기	방염 처리 가구	BFRs
	살충제, 벌레 기피제, 모기약, 배기가스, 초미세먼지, 황사 등	디디티, 클로로피리포스, Vinclozolin, Pyrethroids, 중금속 등 여러 환경호르몬

17 Okoro HK et al. 〈Comprehensive reviews on adverse health effects of human exposure to endocrine-disrupting chemicals〉. 《Fresenius Environmental Bulletin》. 2017;26(7):4623-4636.

정맥주사	정맥주사 줄	프탈레이트
피부 접촉	화장품, 샤워 젤, 로션, 항균제 성분, 선크림, 연고, 생리대	프탈레이트, 트리클로산, 파라벤
태반을 통해 이동	엄마 몸속의 환경호르몬	태반을 통과하는 여러 가지 화학물질들
모유를 통해 이동	지방에 저장된 환경호르몬	모유에서 발견되는 각종 환경호르몬

표 3. 환경호르몬의 체내 유입 경로

공기 중 환경호르몬

환경호르몬을 피하기 어려운 이유 중 하나가, 우리가 매일 마시는 공기 속에 이미 환경호르몬이 포함되어 있기 때문입니다. 집 안에 쌓여 있는 먼지, 자동차 배기가스, 봄철에 심해지는 미세먼지, 주방에서 나오는 증기 등에 환경호르몬이 들어 있습니다.

미세먼지와 초미세먼지[18]

최근 수년간 미세먼지와 초미세먼지에 대한 뉴스가 많았습니다. 코로나로 인해 전 세계가 몸살을 앓으면서 다행히 대기오염이 좀 주춤하는 기세를 보였습니다만, 미세먼지와 초미세먼지는 여러 가지 환경오염 물질을 함유하고 있어 건강에 심각한 위해를 줍니다.

---

18 환경부. 〈미세먼지 팩트 체크 미세먼지! 무엇이든 물어보세요〉. 2019. 01.

미세먼지(PM10)는 지름 10㎛ 이하의 먼지로, 초미세먼지를 포함하는 먼지입니다. 초미세먼지(PM2.5)는 지름 2.5㎛ 이하의 먼지로, 미세먼지보다 작습니다. 머리카락의 20분의 1 정도의 두께로 크기가 작아 호흡기를 통해 몸 안에 깊숙이 들어가게 됩니다. 초미세먼지는 2013년 세계보건기구에서 지정된 제1급 발암물질로, 폐암과 방광암의 원인으로 지목되고 있습니다.

우리나라 초미세먼지의 70% 이상은 2차 생성 미세먼지입니다. 2차 생성 미세먼지란, 공장이나 자동차에서 나온 유해물질이 공기 중에 있는 물질과 반응하여 만들어지는 초미세먼지입니다. 여기에는 질산염, 황산염, 암모늄 등 해로운 물질이 많이 포함되어 있습니다. 미세먼지와 초미세먼지 속의 환경호르몬을 분석해 보면, 다환방향족탄화수소(Articulate Polycyclic Aromatic Hydrocarbons, PAHs), 프탈레이트 에스터(Phthalate Esters, PAEs), 디에틸헥실프탈레이트(DEHP)와 중금속들이 검출됩니다.[19] 호흡기를 통해 지속적으로 노출이 되기 때문에 낮은 농도여도 위험하며, 이러한 환경호르몬들은 초미세먼지를 타고 폐포 깊숙한 곳까지 갈 수 있습니다. 특히 흡수율이 높은 어린아이와 청소년, 임산부 등은 더 많이 노출될 수 있어, 이들에 대한 별도의 노출 평가가 필요하다고 주장하는 학자들도 있습니다.[20]

19   Qinghua Zhou et al. 〈Toxicity and endocrine-disrupting potential of PM2.5: Association with particulate polycyclic aromatic hydrocarbons, phthalate esters, and heavy metals〉.《Environ Pollu》. 2022;292, Part A:118349.
20   Raúl Omar Quintana-Belmares et al. 〈Phthalate esters on urban airborne particles: Levels in PM10 and PM2.5 from Mexico City and theoretical assessment of lung exposure〉.《Environ Rese》. 2018;161:439-45.

사실 호흡기를 통한 노출은 피하기가 어렵기 때문에 더 공포스럽습니다. 전 세계 어느 곳, 심지어 공기가 맑다고 생각하는 높은 산 위에서 측정을 해도 미세먼지를 피할 수는 없습니다.[21] 특히 우리나라의 미세먼지 농도는 해외 주요 국가와 비교할 때 2배 정도 높은 수준입니다(2019년 환경부 자료). 미세먼지는 국내에서 만들어지는 국내 미세먼지와, 외국에서 생성되어 바람을 타고 들어오는 국외 미세먼지가 있습니다. 국외 미세먼지가 우리나라 미세먼지에 주는 영향은 40~70% 정도로, 측정할 때마다 약간 차이는 있었습니다.

국외의 미세먼지를 막는 것이 불가능하다면, 국내 미세먼지 생산량이라도 조절하려는 노력이 있어야 합니다. 우리 입장에서 할 수 있는 것을 해야 하는 것이지요. 국내 미세먼지(PM2.5)[22] 배출 기여도는 1위 사업장 38%, 2위 건설기계와 선박 16%, 3위 발전소 15%(수도권 기준 1위는 경유차 23%)로 조사되고 있습니다('14년 전국 기준).

10여 년 전 경유 자동차를 운전할 때, 자동차 점검을 하러 간 적이 있었습니다. 매연 배출량이 많다고 하면서, 수리해서 다시 오라고 하여 지정된 자동차 정비소로 갔습니다. 자동차 정비공이 두 가지 옵션을 제시했습니다. 첫 번째는 낡은 부품을 완전히 새것으로 교체하고 다시 점검을 받으러 가는 것이고, 두 번째는 정비소에 비치된 '검사용' 부품을 장착

---

21 Zhongxiu Zhen et al. 〈Phthalate esters in atmospheric PM2.5 at Mount Tai, north China plain: Concentrations and sources in the background and urban area〉.《Atmos Environ》. 2019;213:505-14.
22 환경부.「대기환경연보」. 미세먼지(PM2.5) 농도. https://www.index.go.kr/unify/idx-info.do?idxCd=4275

하여 점검을 통과한 후에, 다시 낡은 원래 부품으로 갈아 끼우는 이른바 편법 검사 통과 옵션이었습니다. 정비공은 두 번째 옵션으로 하면 가격도 훨씬 저렴하고, 정비소에서 차를 가지고 가서 정기 검사 통과 후 다시 가져다주니 훨씬 편할 것이고, 차의 연식이 오래되어 곧 폐차할 것 같으니 편법으로 하는 것이 어떠하냐며 은근히 더 권유했습니다.

낡은 부품을 새것으로 교체하고 검사까지 통과한 후 집에 오면서 많은 생각이 들었습니다. 경유차를 모는 사람들 중에 저 같은 상황에서 그냥 검사용 부품을 끼고 검사만 통과하면 된다고 선택하는 사람들도 분명 있을 것입니다. 경제적인 이유나 혹은 시간이 없다거나, 정비공의 말에 순간적으로 잘못된 선택을 할 수도 있겠지요. 하지만 그러한 작은 관행들이 우리나라의 대기질을 오염시키고 있었고, 환경호르몬 농도를 높이고 있었으며, 본인들의 딸이나 손녀에게 질병을 유발시키고 있었다는 것을 본인들은 아마 모르고 있을 것입니다. 그렇게 해서 편법으로 정기 검사를 통과한 경유차들은 현재 대기 오염의 주범 중 하나로 지적되고 있습니다.

대기 중의 미세먼지를 높이는 행동은 누구 하나가 특별히 무언가를 잘못해서가 아닙니다. 한 사람 한 사람이 '나는 괜찮겠지, 돈도 없는데 이렇게 하면 뭐 어때, 다들 하는데 나만 안하면 손해잖아.' 이렇게 생각하는 순간 생기는 그 폐해가 나와 내 가족, 내 자손들에게 가는 것입니다. 솔직히 저도 검사소를 나오면서 잠깐 그런 생각이 들었습니다. '다들 편법으로 검사를 통과하는데, 나만 괜히 부품을 교체해 달라고 한 건가. 정비공 말처럼 곧 폐차해야 할 수도 있는데 어리석은 선택을 한 것인가?' 하고 말입니다. 시간 소모하고, 돈 쓰고, 게다가 정비공 말처럼 그 차는 2년

후 정기 검진 시기가 돌아오기 전에 폐차를 하였습니다. 하지만, 편법이 아닌 길을 선택한 것을 후회하지 않습니다. 당연히 그렇게 해야 하는 것이라고 생각하니까요. 태어나 살면서 매일 환경오염을 유발시키며 지구를 망가트리는 데 일조하고 있는 인간으로서, 당연히 매 순간 조금이라도 환경에 부담을 덜 주는 방향으로 선택을 해야 한다고 생각합니다. 인간이기 때문에 여러 가지 현생의 한계도 있을 수 있고, 판단의 오류도 있을 수 있지만 말입니다.

국제보건기구(WHO) 산하 국제암연구소(IARC)는 2012년에 경유차 배기가스를 1군 발암물질로 규정했습니다. 이는 경유차 배기가스에 노출되는 것과 암 발생과 상관관계가 뚜렷하게 증명되어 있다는 뜻입니다. 그리고 현재 휘발유차 배기가스는 발암가능성이 의심되는 물질(Group 2B)로 분류되어 있습니다.

미세먼지는 여성 건강에도 심각한 문제를 유발합니다. 미국 보스톤의 Audrey 박사는 난임병원을 방문한 632명의 여성을 대상으로 미세먼지 노출량과 난소 예비능력과의 상관관계를 연구했는데, 대기 중 초미세먼지 PM2.5 농도가 2㎍/m 증가할 때마다 난소의 동난포(Antral Follicle: 배란 전에 만들어지는 난포) 수가 -7.2%씩 감소한다는 것을 알아냈습니다(95% Confidence Interval = -10.4%, -3.8%). 이는 여성 난포 수에 영향을 줄 수 있는 요소인 나이와 체질량 지수, 흡연 유무 등등 여러 요인을 배제한 후에 나온 결론이었습니다. 또한 불규칙한 생리와 무배란으로 인한 난임을 진단받은 여성은 더 높은 연관성을 보였습니다(-16.3% per 2㎍/m).²³ 연구자들은 대기오염이 생식기능의 노화에 영향을 주는 것 같다고 결론을 내렸습니다.

미세먼지와 초미세먼지 속의 화학물질이 생식기능에 미치는 영향은 다음과 같이 조사되었습니다.

화학물질	남성	여성
다환방향족탄화수소 (Articulate Polycyclic Aromatic Hydrocarbons, PAHs)²⁴	• 정자 질 저하 • 정소기능 저하	• 난자 생존율 저하 • 난자 DNA 손상 • 유방질환 • 난소 손상
프탈레이트 에스터 (Phthalate Esters, PAEs)²⁵	• 남성 외음부 길이 감소 • 정자 질 감소 • 남성화 방해 • 남성 불임 • 남성 생식기 기형 • 정소암 • 정자 수 감소 • 정소발달장애	• 난포 생성, 스테로이드 호르몬 생성 • 난자 성숙 방해 • 자궁내막세포 과다 증식 및 세포분화 방해 • 유산율 증가 • 난소 예비력 감소 • 자궁내막증, 자궁근종, 다낭성난소증후군²⁶

23 Gaskins AJ et al. 〈Exposure to Fine Particulate Matter and Ovarian Reserve Among Women from a Fertility Clinic〉. 《Epidemiology》. 2019;30(4):486-91.
24 Ashley L Bolden et al. 〈Polycyclic aromatic hydrocarbons and female reproductive health: A scoping review〉. 《Reprod Toxicol》. 2017;73:Volume73, 61-74.
25 Carla Giovana Basso et al. 〈Exposure to phthalates and female reproductive health: A literature review〉. 《Reprod Toxicol》. 2022;109:61-79.
26 Eleftheria M et al. 〈Phthalates, ovarian function and fertility in adulthood〉. 《Best Prac Res Clin Endocrinol Metab》. 2021;35:101552.

중금속[27]	• 정자 수 감소, 정자 움직임 감소, 정자 생존 능력 감소 • 정자생성장애 • 호르몬불균형	• 호르몬 불균형 • 난포 괴사 유발 • 난자 성숙 방해

표 4. 미세먼지와 초미세먼지 화학물질이 생식기능에 미치는 영향

만약 남편이 무정자증이거나 활동 정자가 적다면 어떻게 해야 할까요? 아이를 낳고 싶은데 부인이 난소기능 감소로 조기폐경이 온 상황이라면 어떻게 해야 할까요? 이것이 환경오염 때문이라는 수많은 증거들이 있지만, 언론에서는 이런 사실들을 쉬쉬하며 거론하려고 하지 않습니다. 출산율 저하가 심각한 사회문제로 나타나고, 아이를 낳고 싶은 사람들이 아이를 가질 수 없는 상황이 점차 심해지고 있는 상황에서도 그렇습니다. 그 이유 중 하나는, 이러한 환경오염으로 인한 환경호르몬들의 공격을 피할 수 있는 방법이 사실 없기 때문일 수도 있습니다.

실내가 더 위험한 호흡기 노출

공기오염은 일반인들이 관리하거나 제어할 수 없고, 피하기도 어렵습니다. 미세먼지가 아무리 심해도 사람들은 출근을 해야 하고, 외출을 해야 하는 상황이 있을 수밖에 없습니다. 우리나라에서도 미세먼지가 너무

27　Bhardwaj JK et al. 〈Effects of heavy metals on reproduction owing to infertility〉.《J Biochem Mol Toxicol》. 2021;35(8):e22823.

심한 날에는 호흡기질환자나 노약자에게 필요 없는 외출을 자제하고 환기를 하지 않도록 권고하고 있습니다. 그렇다면 우리가 많이 머무는 실내의 먼지는 실외 미세먼지보다 안전할까요?

포르투갈에서 815명의 아이들을 대상으로 시행한 연구에서는 교실의 실내 환경호르몬 농도가 안전하지 않다는 것을 보여 주었습니다.[28] 교실 내의 공기에서 헥세인과 스티렌, 사이클로헥세인, 톨루엔, 2-부톡시에탄올, 벤젠 등이 발견되었으며, 교실 내 환경호르몬 농도가 높을수록 아이들의 천식과 비만 비율이 많았다고 보고하였습니다. 일반적으로 실내의 미세먼지 농도는 실외의 미세먼지 농도와 비례하는 것으로 나타나는데, 난방을 많이 하고 환기를 하지 않는 겨울철에는 실내 미세먼지 농도가 실외보다 증가하기도 합니다.

일반 가정집의 실내 먼지에는 요리하면서 생기는 미세먼지들이 포함되어 있으며, 요리하면서 발생되는 미세먼지가 실외 미세먼지의 1.5~27배까지도 증가할 수 있다는 보고도 있습니다.[29] 즉, 가정집 실내 공기라고 해서 항상 실외보다 좋은 건 아니라는 것입니다.

---

28 Inês Paciência et al. 〈Exposure to indoor endocrine-disrupting chemicals and childhood asthma and obesity〉.《Allergy》. 2019;74:1277-91.
29 Congrong He et al. 〈Contribution from indoor sources to particle number and mass concentration in residential houses〉.《Atmos Environ》. 2004;38:3405-15.

주방의 환경호르몬: 과불화화합물(PFAS)과 PFOA, PFOS

- 과불화화합물: Per and polyfluoroalkyl substances(PFAS)=PFC
- 과불화옥탄술폰산: Perfluorooctane sulfonic acid(PFOS)
- 과불화술폰산: Perfluorooctanoic acid(PFOA)

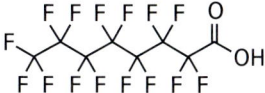

과불화옥탄산　　　　　　　　　　과불화옥탄술폰산
(Perfluorooctanoic acid, PFOA)　　　(Perfluorooctanesulfonic acid, PFOS)

과불화화합물은 탄화수소의 기본 골격 중 수소가 불소로 치환된 형태의 화학물질이며 종류가 여러 가지 있습니다. 과불화화합물은 계면활성제의 특징을 가지고 있으며 열에 강하고, 물이나 기름 등이 쉽게 스며들거나 오염되는 것을 방지하는 특성이 있습니다. 그래서 코팅 처리된 조리 기구, 패스트푸드 포장 및 피자 상자, 의류 및 카펫 등의 얼룩 방지 및 방수 직물, 스카치가드, 고어텍스, 테플론 제품, 소방용 거품 등 방수, 방염, 난염이 필요한 여러 물질에 사용됩니다. 흔히 말하는 '기능성 옷감'으로 만들어진 스포츠 웨어나 수영복, 신발, 방염 처리 커튼이나 직물, 텐트 등도 과불화화합물을 사용하는 옷감들입니다. 그 외에도 일회용 컵이나 샌드위치 포장지, 피자 박스 등 물로부터 제품을 보호하기 위한 포장지에도 흔하게 사용이 됩니다.

과불화화합물은 1940년대에 처음 개발되어 1950~1960년대에 널리 사용되었고, 현재는 7,800개 이상의 과불화화합물이 만들어지고 있습니다. 이 물질은 분해가 되지 않기 때문에 한 번 만들어지면 사라지지 않고, 시간이 지남에 따라 계속해서 자연에 축적됩니다. 그렇기 때문에 전 세계의 토양, 공기, 지하수, 폐수, 쓰레기 매립지 등에서 끊임없이 발견되며, 미국에서 식수 45%, 사람 혈액에서 95%에서 발견되었다는 보고도 있습니다.[30, 31] 체내에서도 안정성이 높아 인체 내 반감기(양이 절반으로 줄어드는 데 걸리는 시간)가 3.8~5.4년으로 알려져 있습니다. 수천 종의 과불화화합물 중 가장 연구가 많이 되고 널리 사용되었던 것이 PFOA(과불화옥탄산)과 PFOS(과불화옥탄술폰산)입니다.[32]

2004년 대구 가톨릭대학교 의과대학 양재호 교수 연구팀과 미국 뉴욕대학이 공동으로 실시한 연구에서는 한국, 미국, 이탈리아, 인도 등 세계 9개국 12개 지역 주민을 상대로 혈액 내 과불화옥탄산(PFOA)을 측

---

30 Kelly L et al. 〈Per- and polyfluoroalkyl substances (PFAS) in United States tapwater: Comparison of underserved private-well and public-supply exposures and associated health implications〉.《Environ Intern》. 2023;178:108033.

31 Lewis RC et al. 〈Serum Biomarkers of Exposure to Perfluoroalkyl Substances in Relation to Serum Testosterone and Measures of Thyroid Function among Adults and Adolescents from NHANES 2011-2012〉.《Int J Environ Res Public Health》. 2015;12(6):6098-114.

32 Metropolitan Water District of Southern California. 〈FAQ on PFAS, PFOA and PFOS fact sheet〉. https://www.mwdh2o.com/media/18592/ko-pfas-faqs-feb-2020-final.pdf

정했습니다.[33] 전 세계 12개 지역 중 국내 섬유·직물 산업이 집중되어 있는 대구 거주 피실험자의 혈액에서 가장 높은 농도의 과불화옥탄산이 검출되었습니다. 특히 대구 여성의 혈액에서는 다른 지역 실험 대상자에 비해 3~30배 수준의 과불화옥탄산이 발견되었습니다. 2015년 또 다른 연구에서는 여수, 부산 및 서울 외곽 지역 주민들의 혈액에서 과불화화합물을 검출됨을 확인했는데, 지역과 성별, 나이에 따라 차이가 있으나 지속적으로 검출됨을 확인하였습니다. 또한 혈액 내 과불화화합물 농도는 나이에 비례해 높아진다는 것을 알게 되었는데, 이는 과불화화합물이 체내에서 배출되지 않고 축적됨을 의미합니다.[34]

과불화화합물들은 국제암연구소(IARC)의 그룹 2B 발암물질(인체 발암 가능 물질)로 분류되며, 미국 환경청(EPA)도 '사람에게 발암 가능성에 대한 증거 있는(Suggestive) 물질'로 구분하고 있습니다. 미국은 2009년 스톡홀름 협약을 통해 과불화화합물을 관리 대상 물질(잔류성 유기오염물질, POPs)로 규정해 생산과 사용을 금지하고 있습니다. 유럽연합은 REACH(화학물질 등록·평가 제도)에 따라 물질 사용을 제한하고 있으며, 미국 환경보호청도 독성물질관리법(TSCA)을 통해 과불화화합물을 규제하고 있습니다. 문제는 이렇게 위험한 물질이 다름 아닌 집의 주방과 세탁실에서 지속적으로 방출되고 있는 것입니다.

33 Kurunthachalam K et al. 〈Perfluorooctanesulfonate and related fluorochemicals in human blood from several countries. Environ〉. 《Sci Technol》. 2004;38:4489-95.
34 Chon Rae Cho et al. 〈Concentration and correlations of perfluoroalkyl substances in whole blood among subjects from three different geographical areas in Korea〉. 《Sci Total Environ》. 2015;512-513:397-405.

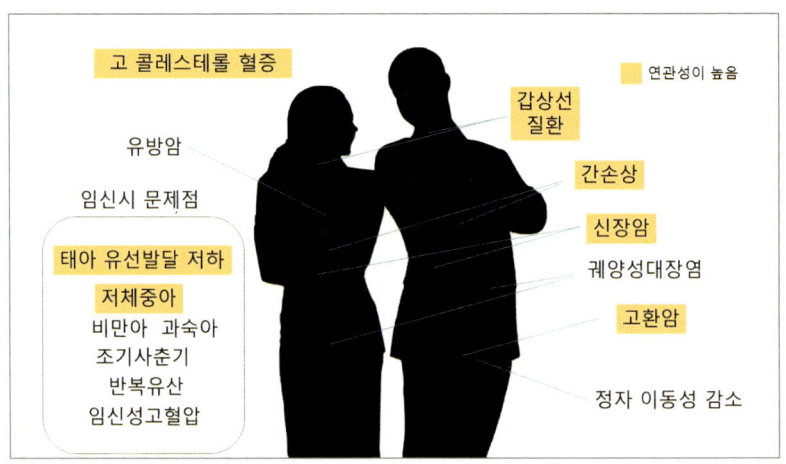

그림 5. 과불화화합물이 건강에 미치는 영향[35]

🐝 요리 시 노출되는 환경호르몬

요리할 때 방출되는 환경호르몬에는 미세먼지와 과불화화합물이 있는데, 과불화화합물이 나오는 대표적인 물질이 바로 가열된 프라이팬입니다.

테플론으로 코팅된 프라이팬은 들러붙지 않기 때문에 많은 사람들이 사용하고 있습니다. 테플론은 PTFE(Polytetrafluoroethylene)이라는 물질로, 일명 불소수지라고 불리는 합성수지입니다. 테플론을 만들 때 가공보조제로 들어가는 물질이 과불화화합물인 과불화옥탄산(PFOA)인데, 몸 안에 들어갔을 때 콜레스테롤을 증가시키며, 간 기능을 저하시키고, 면역 감소, 갑상선질환, 콩팥과 고환암 등과 관계가 있는 것으로 밝혀졌습니다.

---

35 EEA(European environment agency). 〈유럽의 새로운 화학물질 위험-'PFAS'〉. https://www.eea.europa.eu/publications/emerging-chemical-risks-in-europe

국립환경과학원은 2013년 일상생활 용품 300점을 무작위로 구입하여 과불화화합물 검출을 조사하였는데, 51점에서 과불화화합물이 검출된 바도 있었습니다. 시판되는 주방에서 사용하는 프라이팬 및 코팅 주방 용기 36.8%에서도 과불화화합물이 검출되었습니다.

제품	검출률	PFOA(mg/kg)
프라이팬 및 코팅 주방 용기	36.8%	프라이팬 0.043
오염 방지 처리 카펫	30.4%	고무매트 0.0631
일회용 식품 포장용 종이	26.1%	종이 포일 0.1325
어린이 가방	23.1%	배낭 0.334
방수 가공 아웃도어	18.0%	남성 등산 재킷 0.0128~0.0944

표 5. 일상용품 속 과불화화합물 검출 결과[36]

그렇다면 PFOA Free라고 선전하는, 다른 프라이팬들은 안전할까요? PFOA Free라는 표시는 과불화옥탄산(PFOA)이 사용되었으나 검사 단계에서 기준치 미만임을 의미합니다. 즉 트랜스지방 Zero라고 표시된 과자들이 실제 Zero가 아닌 것과 같습니다. 'made without PFOA'라고 표시되어 있는 프라이팬들은 원료 자체가 사용이 되지 않았다는 뜻이므로 좀 더 안전합니다. 미국이나 유럽 등지에서 PFOA 사용 규제가 2022년부터 시작되었고, 이 영향으로, 최근에는 세라믹이나 티타늄, 에콜론 등 광물질 소재를 이용하여 코팅한 프라이팬이 많이 증가하는 것은 다행스러운 일입니다.

36 국립환경과학원. 2013.

그러나 안타깝게도, 우리나라에서의 규제는 미비한 실정입니다. 식품의약품안전처는 2022년에 '생활 속 유해물질 통합 위해성 평가 결과발표' 자료를 발표하였는데, 과불화화합물 노출량이 적어 평생 노출되어도 안전하다고 주장한 바 있습니다. 이렇게 발표를 하면 대부분의 사람들은 '정부에서 허용하고 판매되는 것은 안전하다.'라고 생각하기 때문에 코팅된 팬에 대해서도 그리 심각하게 여기지 않을 수 있습니다.

그러나 과불화화합물의 반감기(어떤 물질이 반으로 줄어드는 데 걸리는 시간)는 매우 길어서, 인체 내에서 2~9년의 반감기를 갖습니다. 자연에서 분해되지 않아, 한 번 자연으로 방출되면 약 1,000년 이상의 시간이 지나야 사라진다고 알려져 있으므로, 이제까지 생성된 과불화화합물은 그대로 물과 공기 중에 존재하고 있는 셈입니다. 나 혼자 PFOA Free 조리 도구를 사용한다고 해도 안심할 수가 없는 문제인 것이지요. 이미 우리나라에서도, 과불화화합물이 물속에서 여러 차례 높게 검출된 바가 있습니다. 최근 2022년 부산 시민이 마시는 상수도원에서 과불화옥탄산(PFOA)가 기준치보다 20% 높게 검출된 적도 있습니다.[37] 따라서 이런 문제는 정부에서 규제를 보다 엄격하게 하는 것이 좋겠습니다. 아예 법적으로 규제를 해야 체내로 들어오는 과불화화합물을 그나마 줄일 수 있을 것입니다.

---

37 김지은. 〈부산시, 물금·매리 취수장 먹는물 감시기준 20% 과불화옥탄산 검출〉. 《물산업신문》. 2022. 02. 22. http://www.watermaeil.com/news/articleView.html?idxno=6146

그 외 실내 공기의 환경호르몬

조리 시 발생되는 환경호르몬과 미세먼지 이외에도, 실내 공기에는 여러 가지 환경오염 물질이 있을 수 있습니다. 모기약이나 파리약, 바퀴벌레 약 등의 살충제, 공기 중에 뿌리는 방향제 등도 실내 공기를 오염시키는 원인으로 작용할 수 있습니다. 실내에서 사용된 카펫이나 러그, 소파, 방석 섬유 등에서 나오는 휘발성유기화합물들과 합성섬유의 조각에서 분해되어 나오는 미세플라스틱들, 기타 파라벤, 트리클로산, 트리클로카반, 비스페놀 등이 실내 먼지에서 흔하게 발견되는 환경호르몬입니다.

종류	유발	건강영향
미세먼지	가스레인지, 외부 공기, 화덕, 흡연	호흡기, 심혈관 질환 유발
아황산가스(SO_2)	가스레인지, 외부 공기, 화덕	호흡기 기능 저하, 호흡장애, 만성노출 시 폐렴, 기관지염, 폐기종, 천식 유발
이산화질소(NO_2)	가스레인지, 외부 공기, 화덕	기침, 현기증, 구토, 두통, 폐수종, 폐렴, 폐출혈, 혈압상승, 만성기관지염, 폐기종 유발
일산화탄소(CO)	가스레인지, 외부 공기, 화덕	두통, 심계항진, 구역, 혼란, 경련, 의식장애, 사망
오존 가스	외부 공기, 고전압을 사용하는 공기청정기	천식, 알레르기 반응

휘발성유기화합물	인테리어 및 가구 마감재, 드라이클리닝, 인센스 스틱, 방향제, 공기정화제, 페인트, 카펫 등	발암물질, 피부질환 및 호흡기질환 유발
라돈	화강암, 편마암 등 흙이나 암석에서 방출	방사능물질로 폐암의 원인
생물 유래 공기오염물질	반려동물, 사람의 피부 조각, 털, 먼지진드기, 공기덕트 등	천식 발작 유발, 면역계통 질병 유발

표 6. 실내 공기 속의 환경호르몬 종류[38]

사람은 실내 먼지를 흡입하거나 먹음으로써 환경호르몬을 흡수하게 됩니다. 한 연구에 의하면 실내 먼지를 통한 환경호르몬의 노출량은 어른에 비해 영유아가 약 10배 이상 높다고 조사되었습니다.[39] 영유아의 경우 키가 작고 기어다니거나 바닥에 앉는 경우가 대부분이라 바닥이나 구석에 위치한 먼지를 흡입하거나 먹는 일이 많기 때문입니다.

피부로 노출되는 환경호르몬: 화장품과 생리대

피부는 천연 보호막을 가지고 있다.

사람의 피부는 '각질화'가 되어 있습니다. 각질이라는 것은 피부의 맨

---

38 Dennis YC Leung. 〈Outdoor indoor air pollution in urban environment: challenges and opportunity〉.《Front Environ Sci》. 2015;volume2. Article69.

39 Qingqing Zhu et al. 〈Occurrence, Distribution, and Human Exposure of Several Endocrine-Disrupting Chemicals in Indoor Dust: A Nationwide Study〉.《Environ Sci Technol》. 2020;54(18):11333-43.

위쪽 층에 있는 케라틴 조직으로, 피부의 겉을 보호해 주는 역할을 합니다. 때 밀면 나오는 그 '때'가 바로 각질층이 탈락되어 나오는 것입니다. 각질은 외부 물질이 피부 안쪽으로 들어가지 않게 해 주고, 물방울을 일시적으로 튕겨 내기도 합니다. 1차적인 피부의 보호막이라고 보시면 됩니다. 각질층이 없는 피부는 물질을 훨씬 더 잘 흡수하는데, 이 원리를 이용한 약이 '설하용해제'라는 혀 밑에서 녹여 먹는 형태의 약입니다. 입 안의 점막에는 각질층이 없기 때문에 바로 흡수되어 혈관 안으로 들어가게 됩니다.

이렇게 피부를 통해 바로 혈관으로 약을 흡수시켰을 때의 장점이 또 있습니다. 간에서 대사과정을 거치지 않는다는 것입니다. 보통 약을 먹거나, 어떠한 화학물질을 먹으면 간에서 그 물질을 분해하고 해독하는 과정이 일어납니다. 우리가 100개의 화학물질을 먹었다면, 이 중 90% 정도는 해독 과정을 거치면서 배출이 되고, 정작 혈액으로 가는 것은 10% 정도밖에는 되지 않습니다.

하지만 피부를 통해 들어간 화학물질들은 바로 혈관으로 흡수되어 온몸으로 퍼지고, 간에서 분해나 배설이 되지 않습니다. 이 원리는 환경호르몬에도 똑같이 적용이 됩니다. 실제로 플라스틱 용기나 영수증 등 생활용품에 두루 쓰이는 환경호르몬 비스페놀A(BPA)를 음료나 식품 등으로 먹을 때보다 손으로 만져 피부로 흡수됐을 때 체내에 훨씬 더 오래 잔류한다는 연구 결과도 있습니다.[40]

비스페놀A는 합성수지 원료, 콤팩트디스크(CD), 식품 저장 캔이나 용

---

40 Jiaying Liu et al. 〈Prolonged Exposure to Bisphenol A from Single Dermal Contact Events〉.《Environ Sci Technol》. 2017;51(17),9940-9.

기 등의 내부 코팅 재료, 페트병, 세제, 영수증이나 은행 대기표 등 감열용지에 사용되는 대표적인 환경호르몬입니다. 연구팀은 실험 참가자들에게 비스페놀A가 묻은 물질을 손으로 5분 동안 만지게 하고 2시간 뒤 손을 씻도록 하면서 소변과 혈액 속 비스페놀A 성분 잔류량을 주기적으로 측정했습니다. 또 일주일 뒤엔 일정량의 BPA 성분이 든 과자를 먹은 후 똑같이 소변과 혈액 속의 잔류량을 측정했습니다.

음식으로 섭취한 경우엔 평균 5시간째에 소변 속 비스페놀A가 가장 높아지다가 24시간 뒤엔 거의 사라졌고, 가장 오래 남은 경우도 48시간 정도였습니다. 즉 이틀 안에 모두 배설이 되었습니다. 그러나 피부로 흡수한 경우엔 만 48시간까지 계속 소변 속 농도가 높아졌으며, 자원자 중 절반에서 5일, 나머지 절반에서는 일주일(168시간) 뒤에도 소변에서 검출됐습니다. 가장 오래 잔류한 경우 212시간(약 8.8일)이었습니다.

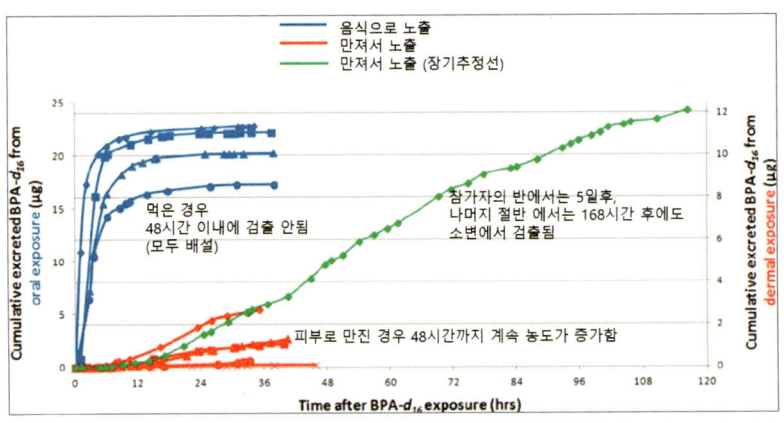

그림 6. 음식으로 섭취하였을 때와 만졌을 때 체내 비스페놀A의 농도 변화(논문 재가공)[40]

피부를 통한 환경호르몬 노출을 우습게 보면 안 되는 이유가 바로 여기에 있으며, 피부를 통한 노출 평가의 기준을 먹는 것으로 하면 안 되는 이유도 바로 여기에 있습니다. 피부를 통해 흡수하면, 더 오랫동안 더 높은 농도로 몸 안에 머물게 되는 것입니다.

생리대를 주의해야 하는 이유

피부를 통한 화학물질의 흡수 정도는 피부가 얇을수록 많이 흡수되고, 주변 조직에 혈관이 많으면 흡수가 잘됩니다. 그리고 약효가 쓸려 가지 않도록 밀폐되어 있으면 더 흡수가 잘됩니다. 이 조건을 모두 만족하는 것이 바로 생리대입니다. 생리대가 닿는 외음부의 피부조직 중 소음순은 각질화가 되어 있지 않으며, 피부조직이 얇습니다. 그리고 혈관이 매우 풍부한 조직이며, 생리 시 냄새가 빠져나가지 않도록 통기성이 떨어지는 생리팬티에 바닥이 비닐로 되어 있는 생리대를 이용하여 외음부를 밀폐시킵니다. 이러한 특수성이 있기 때문에 생리대는 더더욱 환경호르몬이 없어야 하는 소비재라고 할 수 있습니다.

> **생리대 파동**

생리대 파동은 여성환경연대의 자체 조사에서 시작되었습니다. 시판되는 '특정 브랜드의 일회용 생리대를 사용한 사람들의 생리가 지연됐다.'라는 소문이 SNS를 타고 퍼지기 시작했고, 수학여행 계획이 있을 때 이 생리대를 미리 사용하면 무월경이 와서 좋다는 말까지 퍼졌던 것입니다. 이에 여성환경연대에서 강원대학교 김만구 교수팀에 의뢰하여 생리대 내의 환경호르몬을 조사했고, 여기서 스티렌, 염화메틸 등 많은 유해물질이 검출된 것입니다. 또한 일회용 생리대 제품을 사용한 여성들이 생리주기 변화, 생리혈 감소 등의 부작용을 호소하였다는 발표가 연이어 나오면서 국민 여론에 의해 2017년 9월 건강영향조사가 청원되었습니다.

조사는 1차적으로 일회용 생리대 사용과 건강 피해 관련성 예비평가를 위한 단면조사(2018~2019년)와 2차적으로 일회용 생리대 사용 및 불편 증상과 관련성을 평가할 목적으로 하는 패널조사(2019~2021년)가 시행되었습니다. 단면조사는 전국 1만 6천여 명을 대상으로 생리용품 사용 실태 파악 및 관련 증상에 대해 설문조사 후 결과를 분석했고, 패널조사는 전국 2천6백여 명이 10개월간 작성한 생리일지를 통해 생리용품 사용과 불편 증상이 생리대 사용과 연관성이 있는지 분석했습니다.

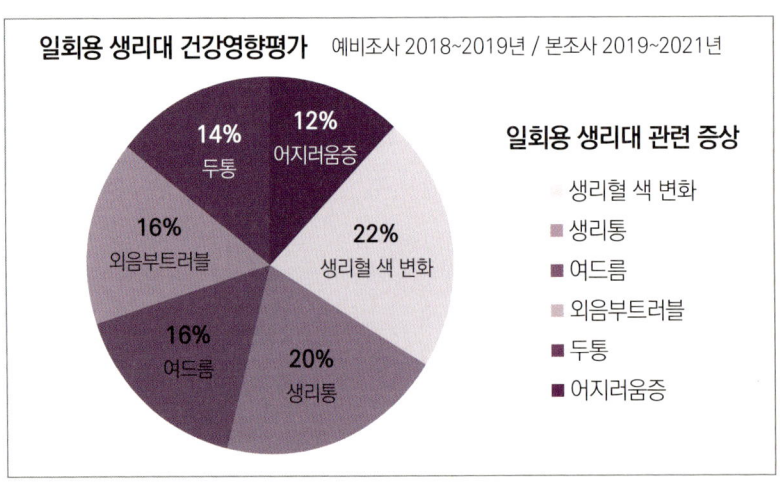

그림 7. 일회용 생리대 관련 증상(예비조사 결과)

특이한 것은 기존에 질병이 있거나 흡연을 하는 여성의 경우, 일회용 생리대 사용 시 증상이 심해지는 모습을 보였다는 것입니다. 이 결과는 이미 체내 환경호르몬 노출이 많아 여러 질병을 경험한 사람들이 일회용 생리대 사용 후에 좀 더 비정상적인 반응을 보일 수 있음을 의미합니다. 우울장애나 아토피, 알레르기, 다낭성난소증후군, 자궁근종 모두 환경호르몬과의 연관성이 강하게 의심되는 질환들이며, 흡연은 체내 중금속 수치와 환경호르몬 수치를 올릴 수 있는 대표적인 습관입니다.

우울장애/스트레스	아토피/알레르기	흡연	다낭성난소증후군 자궁근종
모든 증상이 증가	어지럼증	생리통	생리혈 색 변화
	여드름	생리혈 색 변화	어지럼증
	두통	어지럼증	
		두통	

표 7. 기존 질환의 종류와 일회용 생리대 사용 시 발생 증상(예비조사 결과)

최초 국민청원에서 문제가 되었던 휘발성유기화합물(VOCs)은 일회용 생리대 사용 후 나타나는 여러 증상들과 관련이 있을 것으로 조사되었지만, 정부에서는 일회용 생리대 사용에 따른 물리적 자극과 개인의 질병력 등 여러 요인이 복합적으로 작용했을 가능성도 있다고 결론을 내렸습니다. 환경호르몬이 문제가 아니라 개인이 문제인 것처럼 주장한 것입니다. 이런 정부의 태도는 기존에 여러 환경호르몬 문제를 다루던 방식과 크게 차이가 없었습니다.

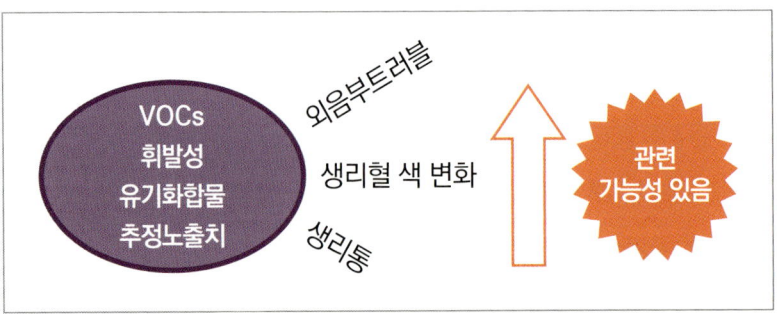

그림 8. 휘발성유기화합물 추정 노출치와 관련 가능성이 있는 증상(예비조사 결과)

사실 예비조사를 담당했던 입장에서 제가 가장 의외였던 점은, 그때까지 생리대가 건강에 미치는 영향에 대해서 판매하는 사람도 생각하지 않고 있었다는 것이었습니다. 게다가, 피부로 노출되는 것들이 더 위험할 수도 있다는 사실과, 외음부 피부의 특이성을 잘 알고 있었음에도 불구하고 외음부 피부를 통해 환경호르몬이 들어갈 수 있다는 생각을 저도 미처 하지 못했다는 것을, 예비조사를 하면서 깨달았습니다. 생각에 허점이 있었던 것입니다.

2022년 10월 21일 일회용 생리대 건강영향조사 최종 연구 결과가 공개되었습니다. 환경부는 이 결과를 발표하면서 12차례의 민관 공동 협의회 논의를 거쳤으며, 일회용 생리대 사용에 따른 휘발성유기화합물 노출이 주관적으로 느끼는 생리 관련 불편 증상의 가능성을 배제할 수 없다며 사실상 일회용 생리대의 환경호르몬이 생리 관련 불편 증상이 원인이 될 수 있음을 인정했습니다.

이 발표는 모든 연구가 종료된 지 1년 반 정도 시간이 지난 후에 발표된 것으로, 연구 결과를 축소 은폐하거나 이슈화를 피하기 위해 시간 끌기를 한 것이 아닌가 하는 의심이 들 정도로, 중간 해명 없이 연구 결과 발표를 미루어 왔던 것이었습니다. 환경부와 식품의약품안전처는 최종 결과를 발표하면서, 일회용 생리대의 화학물질이 미량 포함되어 있다고 하더라도 현재 생리대 사용이 인체에 위해하다는 것은 아니라고 강조하며, 앞으로 일회용 생리대 사용 시 여성들의 불편감을 최소화하고, 건강한 생리대 소비 환경을 조성하기 위해 부처 공동으로 최선을 다할 것이라고 밝혔습니다. 어쨌든 미량이니 괜찮다는 메시지를 전달한 것입니다.

환경호르몬이 몸 안에 쌓인다는 사실을 생각하면, 생리대 속의 화학물질은 '기준치 이하'가 아니라 '안 나와야' 하는 것이 맞습니다. [트랜스지방 제로] 표시가 트랜스지방이 아예 없다는 것이 아닌 것처럼, 화학물질이 기준치 이하라는 것이 화학물질이 안 나온다는 것을 의미하지 않습니다. 생리대 화학물질이 검출되지 않는 제품들도 많습니다. 그러면, 모든 생리대들이 다 그렇게 되어야 하는 것이 아닐까요? 왜 기준치 이하의 미량의 화학물질은 허용하는 것일까요? 이것이야말로 만드는 사람의 편의만 생각하고 사용하는 사람의 안전은 고려하지 않는 표기법이 아닐까요? 극소량이 안전하다는 주장은 누구를 위한 주장일까요?

사실 정부에서 이렇게까지 말하면 많은 분들이 '아 그래, 이제 괜찮아지겠지.'라고 생각하고, '정부가 설마 국민에게 해가 되는 일을 하겠어?'라고 생각할 수도 있을 것입니다. 하지만 중요한 것은, 정부가 어떤 활동을 할 때는 그에 배당된 예산이 있어야 하고, 그 예산이 바르게 집행되어야 하며, 그런 활동들이 국민들이 원하는 방향으로 진행되는지 확인하는 과정이 필요하다는 것입니다. 그 확인은 우리 한 사람 한 사람이 해야 합니다. 우리가 신경 쓰고 다 같이 해야 합니다.

생리대 파동 이후 현재까지, 작은 중소기업들에서 안전하다고 주장하는 생리대들이 출시, 판매되는 것을 온라인상에서 쉽게 볼 수 있습니다. 생리대 이외에도 외음부에 사용하는 향수나 세정제, 외음부용 화장품, 냄새를 없애거나 피부의 검은 착색을 없애 준다는 화장품들이 온라인에서 판매가 됩니다.

식약처에서는 2023년 7월 생리용품인 생리대, 탐폰, 생리컵의 온라인 광고 500건을 집중 단속 하고, 거짓·과장광고를 한 222건에 대해 조치를 취했습니다. 여기에는 무허가 생리용품의 해외 직구나 구매대행 광고, 위생팬티를 다회용 생리대로 오인하도록 광고한 것, 생리용품의 사용으로 생리통이 완화되거나 질염 유발균들을 억제한다는 광고 등이 포함되었습니다.

생리대·탐폰·생리컵 등 생리용품을 구매할 때는 반드시 제품 용기·포장의 '의약외품' 표시와 허가된 제품인지를 확인해야 하는데, 의약품안전나라 누리집(https://nedrug.mfds.go.kr)에서 의약품등 정보→의약품 및 화장품 품목정보→의약품등 정보검색→제품명 '생리대, 생리팬티, 탐폰, 생리컵' 검색하시면 확인 가능합니다.

화장품, 샴푸, 린스, 향수의 환경호르몬

화장품은 과학의 결정체라고 할 수 있을 정도로 많은 화학물질을 포함하고 있습니다. 특히 [인공 향]의 경우, 향을 오래 지속시키기 위해 프탈레이트 같은 화학물을 포함하고 있습니다. 프탈레이트는 대표적인 자궁난소 독성 물질로 생리불순과 무월경, 다낭성난소증후군, 자궁내막증 등과 깊은 연관성을 가지고 있는 물질입니다. 남성에서는 남성불임, 정자질 감소, 정자의 양과 움직임 감소, 기형 정자의 증가 등의 문제를 유발합니다.[41] 일전에 생리대 파동 시 검사 결과를 봐도, 향을 포함하는 생리대가 더 화학물질이 많이 나오고 있었음을 알 수 있습니다.

프탈레이트는 일상적으로 사용되는 여러 제품에서 플라스틱을 말랑하게 만드는 가소제로 사용이 되며, 용매로도 많이 사용됩니다. 프탈레이트에는 여러 가지 종류가 있는데, 분자량에 따라 저분자 프탈레이트와 고분자 프탈레이트로 분류됩니다. 프탈레이트의 알킬기 곁사슬의 길이가 짧으면 가볍기 때문에 저분자 프탈레이트(짧은 사슬 프탈레이트)이고, 곁사슬의 길이가 길면 무겁기 때문에 고분자 프탈레이트(긴 사슬 프탈레이트)로 분류됩니다.[42]

저분자 프탈레이트는 주로 여러 가지 개인 위생용품과 화장품 등에 향

---

41 Yufei W and Haifeng Q. 〈Phthalates and Their Impacts on Human Health〉. 《Healthcare(Basel)》. 2021 May;18;9(5):603.

42 National Research Council(U.S.), Committee on the Health Risks of Phthalates. 〈Phthalates and Cumulative Risk Assessment: The Tasks Ahead〉. 《National Academies Press(U.S.)》. 2008. '2 Phthalate Exposure Assessment in Humans'. Available from: https://www.ncbi.nlm.nih.gov/books/NBK215044/

을 내기 위한 용도로 많이 사용되고, 고분자 프탈레이트는 플라스틱 가소제로 식품 용기와 포장재, 장판, 플라스틱 장난감, 건축용 자재 등으로 사용됩니다.

프탈레이트		사용 범위	대사물질	분자량
BBP	벤질부틸 프탈레이트	비닐 바닥재, 접착제, 실란트, 산업 용매	MBzP	저분자
DBP	디부틸프탈레이트	매니큐어에 사용되는 대표적인 프탈레이트, 접착제, 틈새 메꾸미, 화장품, 산업 용매, 약품 제조	MBP, MiBP	저분자
DEHP	디에틸헥실 프탈레이트	PVC 제품에 가장 많이 사용되는 프탈레이트, 튜브, 장난감, 가정용품, 음식 포장재	MEHP, MEOHP, MEHHP, MECPP	고분자
DEP	디에틸프탈레이트	샴푸, 향수, 로션, 비누, 화장품, 약품, 공업 용매	MEP	저분자
DiDP	디이소데실 프탈레이트		MCiNP, MHiDP, MOiDP, MiDP	고분자
DiNP	디이소노닐 프탈레이트	장난감이나 어린이용품, 빨대, 고무 인형 등에 가장 많이 사용됨	MiNP, MHiNP, MOiNP	고분자
DnHP	디헥실프탈레이트	바닥재, 노트북 커버, 자동차		
DnOP	디옥틸프탈레이트			저분자
DMP	디메틸프탈레이트	플라스틱 가소제, 살충제	MMP	저분자

| DIBP | 디이소부틸 프탈레이트 | 접착제, 틈새 메꾸미, 화장품, 산업 용매, 매니큐어 | | 저분자 |
| DOP | 디옥틸프탈레이트 | PVC 제조 | | 고분자 |

표 8. 많이 사용되는 프탈레이트의 종류와 사용 범위

저도 예전에는 엄청난 향수 애호가였습니다. 집에 수십 가지 향수가 있었고, 매일매일 분위기에 따라 향수를 뿌리고 향을 즐겼었습니다. 하지만 향수의 정체를 알고 나서 모두 버렸습니다. 같은 이유로, 가끔 향초를 선물받지만 역시 사용하지 않고 보관만 하고 있습니다. 화장품을 고를 때는 무향 제품을 고르고, 머리는 비누로 감고, 린스 대신 식초를 사용하고 있습니다.

2011년에 발표된 화장품과 개인 위생용품 속 프탈레이트에 대한 논문을 살펴보면, 캐나다에서 판매되는 252개의 제품(이 중 98개는 유아용)을 분석하였습니다. 포함되는 제품은 향수, 헤어용품(스프레이, 무스, 젤), 데오드란트, 매니큐어 리무버, 보디로션과 크림, 클렌저, 베이비오일, 베이비 로션, 베이비 샴푸, 기저귀 크림 등이었습니다. 시판되는 모든 제품에서 디에틸프탈레이트(DEP)가 검출되었는데, 그중 향수에서 가장 많은 양이 검출되었습니다. 디니트로부틸프탈레이트(DnBP)는 네일 리무버, 헤어스프레이, 무스, 클렌저, 베이비 샴푸에서 나왔습니다.[43]

---

43 Koniecki D et al. 〈Phthalates in cosmetic and personal care products: concentrations and possible dermal exposure〉. 《Environ Res》. 2011 Apr;111(3):329-36.

일부 화장품 업계에서는 디에틸프탈레이트는 안전하다고 주장하면서 적정한 수준으로 사용하는 것은 문제가 되지 않는다고 말합니다. 그러나 최근 디에틸프탈레이트의 안전성에 대한 리뷰 논문에 의하면, 다른 프탈레이트와 마찬가지로 남성 정자 발달에 유의한 영향을 줄 수 있으며, 간 독성, 여성 생식기 독성을 유발할 수 있는 물질로 여러 동물실험 결과가 나와 있습니다.[44] 또한 우리는 평상시에 한 가지 화장품만 사용하는 것이 아니라 여러 가지 경로로 많은 화학물질에 동시에 노출되고 있기 때문에 누적 효과가 나타날 수 있습니다. 그러므로 화학물질은 되도록이면 적게 사용하는 것이 안전하며, 특히 영유아와 임산부는 더 주의를 해야 합니다.

임신 중인 여성의 몸은 영양소 흡수를 최대화하도록 바뀝니다. 그런데 문제는 영양소뿐만 아니라 화학물질에 대한 흡수율도 증가한다는 것입니다. 이렇게 흡수된 화학물질은 태반을 가로질러 아기에게도 영향을 주게 됩니다. 2019년에 발표된 한 논문에서는, 임신한 엄마의 소변에서 프탈레이트와 파라벤 성분을 측정하였습니다. 그리고 출생 후, 아기가 9세가 되었을 때 아기에게서 다시 한번 프탈레이트와 파라벤 농도를 측정했습니다. 연구에는 총 179명의 소녀들과 159명의 소년들이 포함되었습니다. 임신 중 엄마의 소변 내 모노에틸프탈레이트 농도가 높을수록 태어난 소녀들의 음모 발생 시기가 빨랐으며, 임신 중 엄마의 트리클로산과 디클로로페놀 수치가 높을수록 아기의 초경 연령이 빨랐습니다.[45]

44 Weaver JA et al. 〈Hazards of diethyl phthalate (DEP) exposure: A systematic review of animal toxicology studies〉.《Environ Int》. 2020 Dec;145:105848.
45 Kim G Harley et al. 〈Association of phthalates, parabens and phenols found in personal care products with pubertal timing in girls and boys〉.《Hum Reprod》. 2019 Jan 1;34(1):109-117.

개인 위생용품들은 프탈레이트와 파라벤, 페놀 등이 가장 많이 들어 있을 수 있는 물품들입니다.[46] 이 물건들은 피부, 두피, 혹은 호흡기를 통해 몸 안으로 들어옵니다. 매일 사용하고, 하루에도 여러 종류를 사용하며, 지속적으로 사용하기 때문에 체내 누적 효과와 복합 노출에 대한 위험성을 가지고 있습니다. 또한 피부나 호흡기를 통해서 들어오는 환경호르몬들은 간에서 대사과정으로 거치지 않고 바로 혈액으로 들어가기 때문에, 우리가 생각하는 것보다 훨씬 더 흡수가 잘됩니다.[47]

한 논문[48]에서는 48시간 동안 생수 이외의 음식을 금식시키고 난 후 소변에서 배출되는 프탈레이트 대사체를 측정하였습니다. 고분자 프탈레이트는 음식 패키지에 많이 사용되어 주로 음식을 통해 몸 안으로 들어오기 때문에, 금식 후에 배출량이 확연히 줄어들었습니다. 저분자 프탈레이트는 금식 후에도 다시 올라가는 모습을 보여서, 음식 이외의 경로로 몸 안에 들어온다는 것을 알 수 있었습니다. 연구자들은 저분자 프탈레이트들은 식사 이외의 집 안 먼지나 공기 흡입, 화장품, 샴푸, 비누 등 개인용품을 통해 체내로 들어오기 때문에 금식을 해도 대사체 농도가 떨어지지 않는다고 설명했습니다.

---

46   Pagoni A et al. 〈Exposure to phthalates from personal care products: Urinary levels and predictors of exposure〉. 《Environ Res》. 2022 Sep;212(Pt A):113194.
47   Li Y. et al. 〈Exposure of childbearing-aged female to phthalates through the use of personal care products in China: An assessment of absorption via dermal and its risk characterization〉. 《Sci Total Environ》. 2022 Feb 10:807(Pt 3):150980.
48   Koch HM et al. 〈Influence of alimentary abstinence on body burden to phthalates(Poster)〉. 《Epidemiology》. 2006 Nov;17(6):p S300.

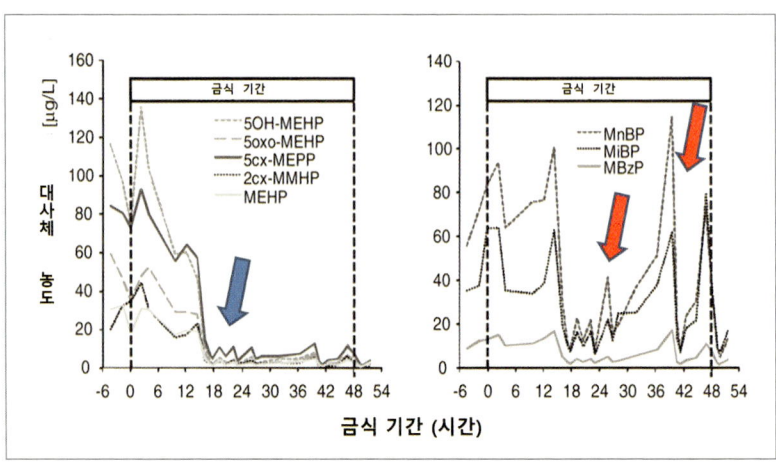

그림 9. 금식 후 소변 내 프탈레이트 대사체 농도 변화

왼쪽 파란 화살표에서는 금식 후에 고분자 프탈레이트 대사체가 감소함을 보여 준다. 오른쪽 그래프에서는 빨간색 표시처럼 저분자 프탈레이트 농도가 올라감을 보여 준다. (발췌 후 재가공)[48]

사실 현대 사회를 살면서 화장품이나 샴푸, 향이 들어 있는 물건들을 모두 사용하지 않는 것은 어려울 수도 있습니다. 하지만 적게 사용하거나, 좀 더 안전한 것을 사용하는 것은 누구나 할 수 있습니다. 신제품이라고 그냥 호기심에 사서 사용하는 것은 피해야 하며, 광고를 보고 혹하여 여러 화장품을 구매하는 것은 피해야 합니다. 꼭 필요한 화장품이라면, 내용물과 첨가물을 꼼꼼히 확인해서 화학물질이 적게 들어간 것을 골라야 하며, 특히 영유아와 산모는 주의해야 합니다.

농도가 낮으면 정말 안전할까?

화장품에서 검출된 과불화화합물이 안전하다는 주장

2021년 11월에 발표된 [국내 화장품 중 PFAS 모니터링 결과 보고서]에는 립 메이크업 전제품과 자외선 차단제의 80%, 메이크업 베이스의 50%, 파우더/팩트의 40%에서 과불화화합물이 검출되었다고 보고한 바가 있습니다.

제품군(분석 제품 수/ 검출 제품 수)	검출된 PFAS 종류 (개수)	농도 (ng/g)	화장품 라벨 표기 성분
립메이크업(3/3)	PFHxA(1종)	7.58	폴리퍼플루오로메틸아이소프로필에터
	PFHxA(1종)	5.58	합성플루오르플로고파이트
	PFHxA(1종)	6.12	합성플루오르플로고파이트
자외선차단제(4/5)	PFHxA, PFHpA, PFPeA(3종)	51.48	암모늄 C6-16퍼플루오로알킬에틸포스페이트
	PFOA(1종)	4.28	퍼플루오로노닐다이메티콘
	PFHxA, PFPeA, PFHpA(3종)	105.50	퍼플루오로옥틸에틸트라이에톡시실레인
	PFPeA(1종)	6.80	테트라데실아미노부티로일발릴아미노부티릭 우레아트라이플루오로아세테이트

파우더/팩트(2/5)	PFHxA(1종)	4.02	트라이플루오르프로필 다이메틸/트라이메틸 실록시실리케이트
	PFOA(1종)	4.72	퍼플루오로옥틸에틸트 라이에톡시실레인
메이크업(1/2)	PFHxA, PFOA, PFDA, PFHpA, PFTeDA(5종)	59.46	C9-15플루오로알코 올포스페이트

표 9. 재품군별 검출된 PFAS 농도 및 표기 성분

([보도자료] 국내 화장품 조사대상 절반에서 프라이팬 코팅제 '과불화화합물' 검출 l 환경운동연합(kfem.or.kr))

	약어	CAS No.	C*	R**	RBT***	POP****	기타유해성
1	PFOA	335-67-1	○	○	○	○	태아 및 신생아 위험, 눈 손상 및 암 유발, 장기적 또는 반복적 노출로 장기 손상
2	PFDA	335-76-2	○	○	○		태아 및 신생아 위험, 불임 및 암 유발
3	PFPeA	2706-90-3					피부 화상 및 눈 손상 유발
4	PFHpA	375-85-9					생채축적, 발달장애, 생식장애, 기관계 독성
5	PFHxA	307-24-4			○		생채축적, 발달장애, 생식장애, 기관계 독성
6	PFTeDA	376-06-7					

표 10. 화장품에서 검출된 과불화화합물의 유해성

([보도자료] 국내 화장품 조사대상 절반에서 프라이팬 코팅제 '과불화화합물' 검출 l 환경운동연합(kfem.or.kr))

식약처는 이 발표에 대해 역시 기존의 여러 이슈에 대한 대응과 같은 자세를 유지했습니다. 농도가 낮아서 괜찮다는 것이지요. 과불화옥탄산(PFOA), 과불화옥탄술폰산(PFOS) 등 과불화화합물의 체내 총 노출량(0.76~1.64ng/kg b.w./day)은 인체노출안전기준과 비교할 때 인체 위해 우려가 낮은 것으로 확인(13.3~56.7%)된다고 하면서, 인체에 영향을 주지 않는다고 말한 것입니다. 그러면서 "이들 물질에 대한 주요 노출원은 90% 이상이 식품으로 물, 먼지 등 환경으로 인한 노출은 낮았으며 농축산물에 비해 상대적으로 수산물에 주로 축적돼 있어 다양한 식품을 골고루 섭취하는 식습관이 노출을 줄이는 좋은 방법이 될 수 있다."라고 보도하였습니다.[49] 즉 화장품 속의 과불화화합물에 대한 피해를 줄이려면 골고루 먹으라는 대안을 제시한 것이지요.

하지만 안타깝게도 단순한 숫자적인 논리로는 해결이 안 되는 것들이 있습니다. 환경호르몬은 몸에 누적이 된다는 것이고, 환경호르몬에 더 예민하게 반응하는 사람들이 있다는 것, 그리고 아주 낮은 용량에서도 환경호르몬은 문제를 유발한다는 것입니다. 환경호르몬으로 인해 발생되는 여러 가지 건강상의 문제를 가지고 있는 사람들은 항상 환경호르몬을 멀리하기 위해 조심해야 합니다. 거기에는 되도록이면 화장품을 멀리하는 것, 샴푸나 린스, 일회용 생리대를 사용하지 않는 것 등도 포함이 됩니다. 아무리 괜찮은 제품이라 선전을 하더라도 공장에서 만들어진 제품들은 항상 환경호르몬 오염의 위험성을 가지고 있습니다. 국가에서 기

---

49 허강우. 〈과불화화합물(PFOA·PFOS) "위해 우려 없음"〉. 《코스모닝》. 2022. 04. 04. https://www.cosmorning.com/news/article.html?no=42711

준을 마련한다고 하여도 그 기준을 따르지 않는 사람들은 항상 있기 마련이며, 아직까지 다양한 종류의 환경호르몬을 모두 검출하는 기술 자체가 그렇게 발전되어 있지 않습니다.

게다가 현실적으로, 산업사회에서 화학물질이 건강과 관련이 있다는 사실을 인정하는 것은 매우 어려운 일입니다. 여러 이익단체들과 충돌이 있기 때문이지요. 화장품의 예를 들어 보겠습니다. 2021년 12월에 식약처에서 안정 기준을 개정하면서 잔류성오염물질과 과불화화합물(8종), 1,2,4-트리하이드록시벤젠은 화장품에 사용할 수 없는 원료로 지정했습니다.[50] 그리고 벤잘코늄클로라이드는 분사형 제품에 사용을 제한했습니다. 벤잘코늄클로라이드는 2012년 가습기 살균제 사건의 원인이 되었던 물질입니다. 그러나 그 이후에도, 2021년 12월이 될 때까지 화장품과 분사형 제품에 사용이 되어 왔던 것입니다. 그렇다면 금지 전에 그런 물질이 포함된 화장품을 사용했던 사람들은 어떻게 되는 것일까요? 아무도 이것에 대해서는 말해 주지 않으며 아무도 책임을 지지 않습니다. 만드는 회사는 국가에서 허가를 해 주었기 때문에 만드는 것이고, 국가는 수십 년의 장기간 데이터 없이, 단기간의 검사나 실험 결과만 보고 허가를 해 줍니다. 여기에 책임을 지는 사람은 아무도 없습니다.

우리가 지금 안전하다고 생각하며 사용하고 있는 물질들도 언제 인체에 해롭다는 보고가 나올지 알 수 없습니다. 그러므로 다들 사용하는 물

---

50   허강우. 〈잔류성 오염물질·과불화화합물(8종), 화장품 금지 원료 지정〉. 《코스모닝》. 20214. 12. 27. https://www.cosmorning.com/news/article.html?no=41916

질이라고 해도 최대한 체내로 유입되는 화학물질의 양을 줄이는 것이 안전합니다. 특히 환경호르몬으로 인한 자궁 난소의 질환을 가지고 있는 사람들은 더 그렇습니다.

정부 기관에서 괜찮다고 발표를 하면, 많은 사람들이 정부를 믿고 안심하며 그 화학물질을 사용합니다. 하지만 정부 기관에서 발표하는 것 역시, 그 당시 과학으로 뒷받침되는 그 정도일 뿐입니다. 건강에 영향을 준다고 해도 그 영향이 경미하다고 판단된다면, 건강보다 산업계의 목소리를 더 위중하게 받아들일 수도 있습니다. 이제까지 환경호르몬의 역사를 보면 이런 경우는 정말 비일비재했습니다. 초기에는 '괜찮다, 멋지다, 혁명이다!'라고 칭송을 받던 여러 화학물질들이 반세기도 지나기 전에 발암물질이나 기형아를 유발할 수 있다고 밝혀졌습니다. 인간의 지식은 완벽하지 않고, 화학물질에 대한 지식은 매우 단편적이며, 인간 생리에 대한 이해 역시 미개하기 짝이 없습니다. 그러니 괜찮다는 말을 너무 신봉하지 말고, 여러 가지 공개되어 있는 정보를 통해 확인하고 의심해 보는 자세가 필요합니다. 한 번 건강을 잃으면 되돌리기 힘든 경우들도 많으니까요.

음식을 통한 노출

음식은 환경호르몬이 가장 많이 유입되는 경로입니다. 섭취하는 음식 자체에도 환경호르몬이 있을 수 있고, 음식을 포장하는 패키지와 조리 과정, 보관 과정에서도 많은 환경호르몬에 노출됩니다. 채소는 재배 과정에서 살충제와 제초제에 노출이 되고, 바다의 미세플라스틱과 환경호르몬은 해산물 섭취 시 인간의 몸속으로 들어갑니다.

농약 – 잔류성유기오염물질

기후변화로 인해 점차 채소 재배가 어려워지면서, 많은 채소들이 하우스 시설에서 재배되고 있습니다. 식물의 질병과 해충들이 증가하면서 재배 과정에서 여러 가지 농약을 사용하는 경우도 일반적입니다. 물론 소비자들의 안전을 위해 잔류농약은 항상 검사되고 있고, 기준을 지키기 위해 노력하고 있습니다. 하지만 실제로 생산되는 모든 식품을 검사할 수는 없기에, 잔류농약이 문제가 되는 경우들은 발생합니다. 2007년 서울시 보건환경연구원 잔류농약검사팀의 보고에 의하면, 3,026개의 농산물 시료 중 321개에서 11종류의 잔류농약이 검출되었으며, 7개에서는 농약이 기준치를 초과하는 양이 나왔습니다.[51] 최근 2023년에도 중국산 우롱차에서 잔류농약이 과다 검출되기도 하며, 중국산 목이버섯과 양파에서도 잔류농약이 검출되어 회수된 바 있습니다.

외국산뿐만 아니라, 2023년 농산물 안전성 검사에서 울산 지역 열무의 잔류농약이 부적합 판별을 받았으며, 경기도 로컬푸드 직매장에서 유통되는 농산물 잔류농약 검사에서는 부적합률이 2022년 2.3%, 2023년 0.7%로 나타났습니다.[52] 얼핏 보면 잔류농약 검사에서 부적합률이 줄어

---

51 하광태 외. 〈서울 강북지역 유통 농산물의 내분비계장애 추정농약의 잔류실태〉. 《J Food Hygiene and Safety》. 2009;2:136–142.
52 김소영. 〈경기도, 로컬푸드 직매장 잔류농약 부적합률 0.7%〉. 《Hell tv NEWS》. 2023. 11. 27. https://news.lghellovision.net/news/articleView.html?idxno=445985

들어 관리가 잘되고 있다고 생각할 수도 있습니다. 그러나 실제로는 로컬푸드 직매장의 수는 증가하고 있는 데 반해 잔류농약 검사 건수는 해마다 줄어들고 있습니다. 실제로 잔류농약 검사 건수는 2022년 4,000건, 2023년 2,000건, 2024년 1,260건(예정)으로 전체 예산이 감액되면서 검사 건수 자체가 줄어들고 있습니다. 검사 건수가 줄어들었기 때문에 잔류농약 부적합률이 줄어들고 있다고 생각할 수 있는 문제입니다.

농약은 대표적인 잔류성유기오염물질(POP, Persistent Organic Pollutants)에 해당합니다. 잔류성유기오염물질들은 국경을 넘어서 장거리 이동하는 물질로, 특정 국가만 노력해서는 오염과 확산을 막기가 어려운 물질입니다. 그래서 국제적으로 협약을 맺어 이를 관리하고 있는데, 우리나라에서도 스톡홀름 협약에서 채택된 잔류성유기오염물질들을 모니터링하면서 관리하고 있습니다.

특성	설명
독성	암이나 내분비계장애 등 인체나 생물체에 악영향을 준다.
잔류성	반감기가 물에서 3개월 이상, 토양이나 퇴적물에서 6개월 이상 걸리며 잔류성이 높다.
생물학적 농축	분해가 느려 인체 내에서 축적되고 농축된다.
장거리 이동	대기 중 반감기가 2일 이상으로 바람이나 해류, 철새 등을 통해 수천 수백 킬로미터 이상 장거리 이동을 한다.

표 11. 스톡홀름 협약에서 제시하는 잔류성유기오염물질의 특성[53]

---

53 환경부. 〈잔류성유기오염물질 환경 모니터링 백서〉. 2021. 06. https://www.me.go.kr/home/web/policy_data/read.do?menuId=10276&seq=7732

여기에 해당하는 물질들은 자연환경에서 수년간 분해되지 않고 환경에 남아 있는 물질들로 몸에 쌓이는 생체 축적이 이루어지는 지방결합성 물질들입니다. 2020년 기준으로, 스톡홀름 협약에 등재된 잔류성유기오염물질은 농약류 17종, 산업용 물질 13종, 비의도적 부산물 7종이며, 오염원이 중복되는 경우를 제외하면 총 30종입니다. 디디티, 다이옥신, 퓨란, 린덴, 과불화옥탄산, 과불화옥탄술폰산 등이 대표적인 잔류성유기오염물질이며, 살충제 성분인 알드린, 클로르데인, 디엘드린, 엔드린, 헥사클로로벤젠, 미렉스, 톡사펜, 디코펜 등등이 모두 여기에 해당합니다.

잔류성유기오염물질은 건강에 심각한 영향을 줍니다.[54] 전립선암, 유방암, 간암, 비호지킨림프종, 급성골수성백혈병의 발생률을 증가시키고 알레르기나 면역성 질환을 유발합니다. 우리나라 국립암센터 박은영 박사 연구팀은 사용이 금지된 지 수십 년이 지난 잔류성유기오염물질이 여전히 사람들의 혈액 내에 존재하고 있으며, 저농도 노출 시에도 폐암 발생이 증가함을 확인하였다고 보고한 바 있습니다.[55] 이것은 잔류성유기오염물질들이 환경에 계속 남아 있으며, 한 번 몸속에 들어가면 쉽게 제거되지 않음을 의미하기 때문에 사실상 지구에 존재하는 그 어떤 사람도 이러한 영향에서 자유롭지 않음을 의미합니다. 지금 이렇게 환경 속에 잔존하는 잔류성유기오염물질의 문제가 과연 나 하나 유기농 제품만 먹

54　유엔환경계획(국제연합환경계획, UNEP) 포스팅 자료. 〈Persistent Organic Pollutants(POPs) and Pesticides〉. https://www.unep.org/cep/persistent-organic-pollutants-pops-and-pesticides
55　Park EY et al. 〈Impact of environmental exposure to persistent organic pollutants on lung cancer risk〉. 《Environ Int》. 2020 Oct;143:105925.

는다고 해결되는 문제일까요? 이 문제는 전 세계인과 국민, 그리고 정부가 신경을 써야 하는 문제입니다.

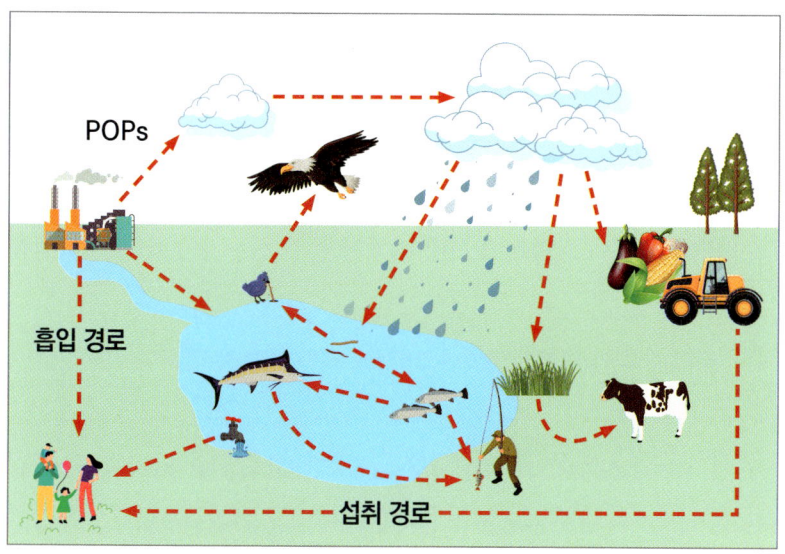

그림 10. 잔류성유기오염물질의 노출 경로

공장에서 대기를 타고 이동하며, 각종 해산물과 고기, 농산물, 물을 통해 인간이 섭취한다.[53]

비스페놀A와 프탈레이트

음식 포장재에서 노출되는 환경호르몬 중 가장 흔한 것은 비스페놀A와 프탈레이트입니다. 비스페놀A는 플라스틱 포장재와 플라스틱 물병, 캔 조제 시 사용이 됩니다. 비스페놀A는 비만과 생식계통의 질병, 그리고 암 발생을 유발하는 환경호르몬입니다. 아이들의 경우에는 비스페놀

A 노출의 약 99%가 음식을 통해 발생하는 것으로 알려져 있습니다.[56]

제조 과정에서 공장에서 조제되는 음식들은, 공장의 컨테이너 벨트를 통과하면서 환경호르몬 오염이 더 심해집니다. 햄버거 패티 같은 경우를 생각해 보겠습니다. 일차적으로, 소를 사육하는 과정에서 사용되는 항생제와 살충제, 소에게 사용되는 여러 약품들에 오염이 됩니다. 소를 가공하여 패티로 만드는 과정에서 컨테이너 벨트를 통과하게 되며, 비닐 포장이 됩니다. 패티 안에는 고기와 야채만 들어가는 것이 아닙니다. 식품 보존제와 향료, 착색제 등이 들어갑니다. 이것에 비닐을 압착 포장을 하거나, 플라스틱 안에 포장하거나, 비닐로 싸서 냉동을 합니다.

미국 레스토랑에서 사용되는 음식과, 음식을 다룰 때 조리사들이 사용하는 비닐장갑에서 고용량의 프탈레이트가 검출되었다는 논문도 있습니다.[57] 그리고 그 레스토랑에서 만들어지는 햄버거와 감자튀김, 치킨너깃, 부리토, 치즈피자 64개 중 91%에서는 디니트로부틸프탈레이트(DNBP)가, 70%에서는 디에틸헥실프탈레이트(DEHP)가 검출되었습니다. 부리토에서는 kg당 6000㎍의 디에틸헥실테레프탈레이트(DEHT)가 검출되었고, 햄버거에서는 kg당 2200㎍이 검출되었습니다. 음식을 다룰 때 사용되는 장갑에서도 장갑 1개당 1,240,000~1,880,000㎍ DEHT가 검

56　Oya Ercan et al. 〈Overview on Endocrine disruptors in food and their effects on infant's health〉. 《Global Pediatrics》. 2022;2:100019.

57　Lariah E et al. 〈Phthalate and novel plasticizer concentrations in food items from U.S. fast food chains: a preliminary analysis〉. 《J Expo Sci Environ Epidemiol》. 2022;32:366-73.

출되었는데, 해당 논문의 저자들은 음식 조리 시 장갑을 사용하는 것이 환경호르몬 섭취량을 증가시키는 원인 중의 하나라고 경고하였습니다. 조리 시 맨손보다는 비닐장갑을 착용하고 요리를 하는 것이 더 위생적인 것처럼 생각되고 있는데, 한번 생각해 볼 필요가 있습니다.

과불화옥탄산

음식을 조리할 때 나오는 과불화옥탄산(PFOA)은 주로 호흡기로 흡수가 되지만, 음식과 함께 체내로 유입될 수도 있습니다. 미국에서는 식수 내에 과불화옥탄산의 수치가 매우 높아서, 건강에 심각한 문제를 유발할 수 있다고 경고하고 있습니다.[58] 과불화옥탄산은 과불화화합물의 한 종류로, 인간에게 암을 발생할 가능성이 있는 물질로 분류되며, 간 기능을 저하시키고 면역을 떨어트리며, 심혈관계질환과 발달장애를 유발하는 물질입니다.

먹을 것을 통해서 들어오는 환경호르몬을 모두 피할 수는 없지만, 몇 가지 노력을 통해 낮출 수는 있습니다. 몇 종류의 생선과 지방이 많은 고기, 치즈와 유제품들, 가공식품, 유기농이 아닌 야채와 과일들의 섭취를 제한하는 것만으로도 체내로 유입되는 환경호르몬을 줄일 수 있습니다. 또한 조리 시에는 코팅 팬을 사용하지 말고, 스테인리스 팬이나 무쇠 팬을 사용하는 것이 좋으며, 조리 시 환기에 신경을 쓰는 것이 좋습니다.

---

58 Gloria B Post et al. 〈Perfluorooctanoic acid (PFOA), an emerging drinking water contaminant: a critical review of recent literature〉.《Environ Res》. 2012;116:93-117.

환경호르몬이 건강에 미치는 영향

환경호르몬은 만병 유발원이다

환경호르몬으로 인해 발생되는 문제는 매우 다양합니다. 많은 환경호르몬들이 여성호르몬과 유사한 기능을 하거나, 혹은 항여성호르몬 기능을 하기 때문에 일단 생식계통이 가장 영향을 많이 받습니다. 동물실험에서는 수컷의 정자 수 감소, 생식기 크기 감소, 수컷 생식기의 암컷화, 생식 행동 이상, 수정률 감소, 개체 수 감소 등이 보고되었습니다. 인간에게서는 정자 수 감소나 정자 운동성 감소, 기형 정자 증가, 정소암, 전립선비대증이나 전립선암, 고환 크기 감소 등이 보고되었으며, 특히 여성에게서는 생식계통의 암, 유방암, 자궁내막증, 자궁근종, 유방의 양성 혹, 골밀도 저하 등이 보고되었습니다.[59, 60]

---

59 Encarnação T et al. 〈Endocrine disrupting chemicals: Impact on human health, wildlife and the environment〉.《Sci Prog》. 2019;102(1):3-42.
60 Agas D et al. 〈Endocrine disruptors and bone metabolism〉.《Arch Toxicol》. 2013;87(4):735-51.

제2형 당뇨병이나 이상지질혈증, 갑상선질환, 비만의 원인이 된다는 보고도 있으며, 비스페놀A와 고혈압, 비알콜성 지방간, 심혈관계 질환과의 연관성도 보고되고 있습니다. 소아발달장애, 주의력결핍과잉행동장애, 퇴행성 뇌질환, 암, 면역질환 등도 장기적인 환경호르몬의 노출로 인한 질병으로 생각되며, 그 외에도 아토피나 천식 등의 알레르기질환과 성조숙증, 우울증, 난임 등이 환경호르몬으로 인해 발생될 수 있는 질병입니다.[61~63]

구분	주요 내용	예시
1군	• 인체 발암 물질 • 발암성이 확인됨	석면, 벤젠, 미세먼지, 카드뮴, 다이옥신, 폴리염화비페닐, 염화비닐, 린덴, DES[64]
2A군	• 인체 발암 추정 물질 • 발암성이 있을 가능성이 높음	디디티, 무기납화합물, 스티렌, 벤질클로라이드, 아크릴아미드, 폴리브롬화비페닐
2B군	• 인체 발암 가능 물질 • 발암성이 있을 가능성이 있음	가솔린, 코발트, 프탈레이트(DEHP), 톨루엔

61 Song Y et al. 〈Endocrine-disrupting chemicals, risk of type 2 diabetes, and diabetes-related metabolic traits: a systematic review and metaanalysis〉. 《J Diabetes》. 2016;8(4):516-32.

62 Papalou O et al. 〈Endocrine Disrupting Chemicals: An Occult Mediator of Metabolic Disease〉. 《Front Endocrinol》. 2019;10:112.

63 Diamanti-Kandarakis E et al. 〈Endocrine-disrupting chemicals: an Endocrine Society scientific statement〉. 《Endocr Rev》. 2009;30(4):293-342.

64 DES, 디에칠스틸베스트롤. 1940-1970년대까지 사용되었던 유산방지제로 태아의 암 및 선천성 기형을 유발하는 것으로 나중에 밝혀짐.

3군	• 인체 발암성 비분류 물질 • 연구가 더 필요함, 잘 모름	페놀, 톨루엔(2B~3), 프탈레이트(BBP)
4군	• 인체 비발암성 추정 물질 • 발암성이 없다는 증거가 있음	

표 12. 국제암연구소(IARC) 발암물질의 분류

이 표는 국제암연구소에서 발암물질을 분리해 놓은 표입니다.[65] 미세먼지가 1군 발암물질로 분류되어 있지만, 내가 암에 걸렸다고 하여 그 원인이 미세먼지 때문이니 공장에 소송을 거는 사람은 없을 것입니다. 이런 물질에 노출되는 것이 건강에 나쁜 영향을 주고 암을 유발하는 것도 사실이지만, 그렇다고 해서 내 질병이 바로 그 물질 때문이라는 것을 증명하기가 어렵기 때문입니다. 환경호르몬도 마찬가지입니다. 환경호르몬이 건강에 나쁜 영향을 주는 것은 확실하지만, 내 질병이 환경호르몬 때문이라는 것을 증명하기란 어려운 것입니다.

많은 환자분들이 저에게 '내가 왜 이런 병이 걸렸냐.'라고 물어봅니다. 답답해하는 그분들의 얼굴을 보면서 저는 '이 병은 여러 가지 원인으로 인해 생기는데 명확한 원인을 알 수는 없습니다.'라고 말합니다. 나의 할머니가 내 엄마를 임신했을 때 환경호르몬에 노출되었기 때문일 수도 있고, 나를 임신했을 때 엄마가 농약이 많이 묻은 음식을 먹었기 때문일 수도 있습니다. 내가 어렸을 때 가지고 놀던 장난감의 프탈레이트 때문일 수도 있고, 그동안 매일 마셨던 종이컵 속의 자판기 커피 때문일 수도 있습니다. 환경호르몬은 매일매일 착실하게 인간의 건강을 위협하였고, 인간이 할 수 있는 일은 많지 않아 보입니다.

65 독성정보제공시스템(nifds.go.kr). 식약처.

ADHD, 자폐증, 알츠하이머의 원인이 되는 환경호르몬

전 세계적으로 신경계질환이 증가 추세에 있는 데에는 환경호르몬이 그 원인 중 하나로 지목되고 있습니다. 신경계는 이러한 환경독성물질의 노출에 가장 민감하게 반응하는 장기이며, 뇌가 폭발적으로 발달하는 태아와 영유아 시절에 노출되는 경우, 어른이 된 후에도 각종 신경계질환이 나타날 수 있습니다.

	폴리염화비페닐	폴리브롬화디페닐에테르	다이옥신류	과불화화합물
운동신경장애	확인	확인	확인	확인
감각신경장애	확인	확인	확인	
말초신경 이상	확인		확인	
자폐증	확인	확인		의심
ADHD	확인	확인	확인	확인
알츠하이머 질환	의심		확인	
파킨슨질환	확인	의심	확인	의심
루게릭질환			의심	

표 13. 여러 환경호르몬과 신경계질환과의 연관성
(확인: 연관성이 확인된 경우, 의심: 연관성이 의심되는 경우)[66]

태아 시절 신경독성을 가진 환경호르몬에 노출되는 것은 태아의 뇌 발

---

66 양은영 외. 〈환경호르몬과 신경계질환〉.《J Korean Neurol Assoc》. 2018;36(3):139-144.

달 자체에 문제를 유발할 수 있습니다. 이는 아이가 태어난 후 주의력결핍과잉행동장애(ADHD) 같은 행동장애를 유발하며, 학습장애, 자폐, 사회성 결핍 등을 유발할 수 있습니다. 임신 중 다이옥신에 노출되는 것은 태아 성장 과정에서 청각장애, 기억 및 학습장애, 운동신경장애를 일으키며,[67] 국내 4대 대도시의 산모에게서 측정된 폴리염화비페닐(PCB) 농도가 높을수록 아이들의 행동장애 발생률이 높다는 보고도 있습니다.[68] 이렇듯 임산부가 환경호르몬에 노출되는 경우, 아기들에게서 여러 가지 신경계질병이 발생한다는 증거가 있으므로, 가임기 여성들은 환경호르몬에 노출되지 않도록 각별한 주의가 필요합니다.

환경호르몬에 노출되는 것이 우울증과도 관련이 있다는 보고가 있습니다. 멕시코에서 발표된 한 연구에 의하면 우울증이 있는 여성의 혈액과 정상인 여성의 혈액 내에서 벤질부틸프탈레이트(BBP) 수치가 유의한 차이가 있었으며, 여성의 우울증 발병과 관련성이 있다고 하였습니다.[69] 저용량의 환경호르몬에 지속적으로 노출되는 것이 뇌의 유전체에 후성유전학적인 변화를 유발하여 뇌신경의 발달을 저해하고 기능을 떨어트

---

67 Roze E et al. 〈Prenatal exposure to organohalogens, including brominated flame retardants, influences motor, cognitive, and behavioral performance at school age〉.《Environ Health Perspect》. 2009;117:1953-8.
68 Kim S et al. 〈Association between maternal exposure to major phthalates, heavy metals, and persistent organic pollutants, and the neurodevelopmental performances of their children at 1 to 2years of age- CHECK cohort study〉.《Sci Total Environ》. 2017;624:377-84.
69 Segovia-Mendoza M et al. 〈Environmental Pollution to Blame for Depressive Disorder?〉.《Int J Environ Res Public Health》. 2022;19(3):1737.

려 신경위축으로 인한 우울증의 원인이 된다는 주장도 있습니다.[70]

왜 너는 안 생기고 나는 생기는 걸까?

고민 상담 사이트에 이런 글이 올라오는 것을 본 적이 있으실 겁니다. '남편이 골초인데 폐 정밀검사를 받으라는 검진 결과가 나왔어요. 폐암일까 봐 너무 무서워요.' 그러면 그 밑에 이런 댓글이 올라옵니다. '너무 걱정 마세요. 저희 할아버지는 하루에 담배 두 갑씩 피우셨는데 98세에 노환으로 돌아가셨어요. 담배 핀다고 다 암에 걸리는 건 아니에요.' 이런 댓글이죠.

제 환자분들도 그런 말씀을 하십니다. "왜 하필 나인 거죠? 친구들은 다 괜찮던데, 왜 나만 식이요법을 하고 바디버든을 해야 하나요?"라고요. 질병이 걸리는 것에는 물론 여러 가지 원인이 있을 수 있습니다. 노화로 인해 생기기도 하며, 세포의 미세한 손상이나 외상 사고 후유증 등으로 생기기도 하지요. 2014년 암연구재단의 David McBay[71] 박사는, 2011년 영국의 미카엘 프루에스 교수가 제안한 질병유전자와 질병 발

---

70 Kajta M et al. 〈Impact of endocrine-disrupting chemicals on neural development and the onset of neurological disorders〉.《Pharmacol Rep》. 2013;65(6):1632-9.

71 David McBay. 〈Literature Review - BIOL3004 Prenatal Epigenetics Assessing Causality in Psychological Disorders〉. 2014.

생 모델[72]을 다음과 같이 재해석해서 발표하였습니다.

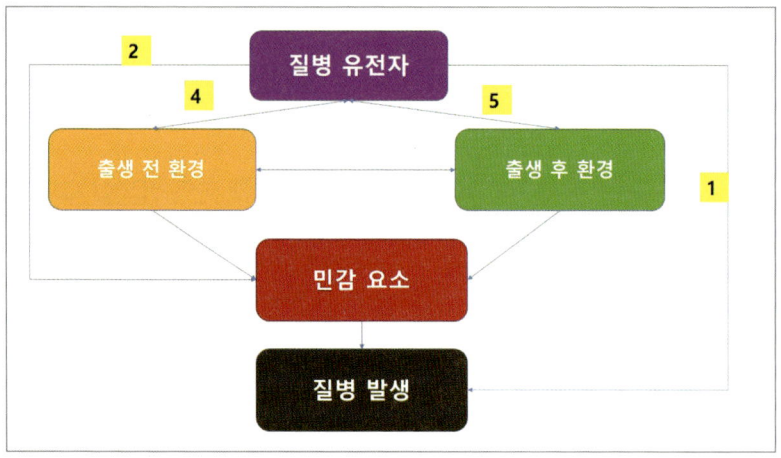

그림 11. 질병 발생 모델과 후성유전학의 역할

위 그림 속 1번처럼, 질병유전자를 가지고 있으면 바로 질병이 생기는 경우가 있습니다. 이 질병유전자는 2번처럼, 질환의 민감도를 결정할 수도 있습니다. 예를 들면 자궁근종은 유전자가 있는데 그 유전자를 가지고 있으면 바로 근종이 생길 수도 있으며, 근종 발생률이 높아지는 상태가 될 수도 있습니다. 하지만 근종유전자를 가지고 있다고 하여 모든 사람이 다 근종에 걸리는 것은 아닙니다. 바로 그림 속 4번과 5번처럼, 엄마 배 속의 환경과 태어나서 자라는 환경에 의해 그 질병유전자가 발현되느냐 마느냐가 결정되기 때문입니다. 이렇게 질병유전자 발현을 조절하는 요소에 대해 공부하는 학문이 후성유전학(Epigenetics)입니다.

72 Pluess M et al. 〈Prenatal programming of postnatal plasticity?〉.《Dev Psychopathol》. 2011;23(1):29-38.

환경호르몬은 질병유전자에 불을 켠다

인간은 모두 유전자를 가지고 태어나고, 유전자로 인해 키나 성격, 질병 등이 결정됩니다. 최근 유행하는 유전자 검사들은 그 사람이 질병에 걸릴 가능성이 얼마나 되는지를 유전자로 알아내기도 하고, 어떤 약이 잘 드는가를 유전자 검사로 알아내어 항암치료에 사용하기도 합니다.

만약 치매유전자를 가지고 있다고 해서 100% 치매가 걸린다면, 치매를 예방하기 위해 애를 쓰는 것이 아무 소용없을 것입니다. 하지만 다행히도 어떤 유전자를 가지고 있다고 하여도 그 질병이 모두 걸리는 것은 아니며, 유전자를 가지고 있어도 질병에 안 걸릴 수 있습니다. 유전자가 있는 것이 중요한 게 아니라, 그 유전자가 발현이 되느냐가 중요하기 때문입니다.

전구를 유전자라고 가정하면, 이 전구에 불이 켜져야 그 병에 걸리는 것입니다. 내가 태어나면서 받은 전구에는 당뇨, 고혈압, 비만, 자궁근종, 자궁내막증 글씨가 적혀 있습니다. 하지만 살면서 이 전구에 불이 하나도 안 켜진다면 병에 걸리지 않는 것이고, 자궁내막증 전구에 불이 켜지면 자궁내막증에 걸리는 것입니다. 이 불을 켜거나 끄는 역할에 대해 공부하는 학문을 [후성유전학]이라고 합니다. 즉 후성유전학이란, 태어난 후 유전자의 발현을 결정짓는 요소들을 연구하는 학문입니다.

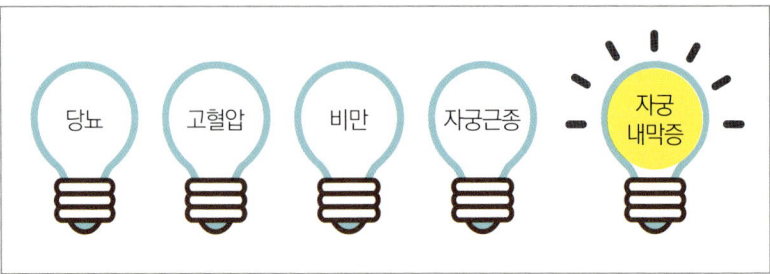

그림 12. 불이 켜진 질병유전자
불이 켜지지 않은 유전자는 활동하지 않기 때문에 해당 질병이 발생하지 않는다.

환경호르몬은 그 자체로 여성호르몬 수용체와 황체호르몬, 남성호르몬 수용체에 결합하여 직접적인 영향을 주기도 하지만, 세포 안에 있는 유전자에 많은 후성유전학적인 변화를 일으켜 간접적으로도 영향을 줍니다.[73, 74] 몸 안의 질병유전자의 전구를 켜는 역할을 하는 것입니다. 자궁근종을 가지고 있는 어머니가 딸을 셋 낳았을 때, 딸 세 명이 다 근종이 나타날 수도 있지만, 그렇지 않을 수도 있습니다. 누군가의 질병유전자는 켜지고, 누군가의 유전자는 켜지지 않습니다. 이것을 결정하는 것이 '후성유전학적 요소'들입니다. 환경호르몬은 이 [후성유전학적 요소] 중의 하나로, 질병유전자가 활동하도록 불을 켜는 역할을 합니다.

유전물질의 발현에 영향을 주는 것은 환경호르몬 이외에도 여러 가지

---

73 Rattan S et al. 〈The epigenetic impacts of endocrine disruptors on female reproduction across generations†〉.《Biol Reprod》. 2019 Sep 1;101(3):635-644.
74 Ghavanini A et al. 〈Understanding Epigenetic Effects of Endocrine Disrupting Chemicals: From Mechanisms to Novel Test Methods〉.《Basic Clin Pharmacol Toxicol》. 2018;122(1):38-45.

가 있습니다. 운동, 음식, 화학물질 노출, 감염성질환, 신경정신학적 상태, 복용하는 약, 사회적 관계, 약물남용, 태어난 국가, 날씨 등이 유전자 발현에 영향을 주는 [후성유전학적 요소]들입니다.

후성유전학적 변화는 3대를 유전한다.

후성유전학적인 변화에서 걱정되는 부분은 이 변화가 대를 이어 이어진다는 것입니다. 한 번 불이 켜진 유전자는 3세대까지 이어집니다. 만약 한 여성(1세대)이 환경호르몬에 노출되어 자궁내막증 유전자에 불이 켜졌다고 할 때, 이 여성이 임신을 하면 그 후성유전학적 변화가 태아(2세대)에게 전달되고, 또한 그 아이의 자녀(3세대)까지 전달되어 자궁내막증에 걸리게 됩니다. 3세대까지 불이 켜진 자궁내막증 유전자를 이어받게 되는 것입니다.[75]

임신한 생쥐에게서 일어난 단 한 번의 프탈레이트 노출이, 태아 쥐의 배란과 성호르몬 생성에 장애를 유발하고 수대에 걸쳐 난소종양을 만들어 내는 효과를 보였습니다.[76] 프탈레이트는 특히 뇌하수체 기능에도 대를 잇는 장애를 유발하여 정상적인 생식기능에 매우 심각한 영향을 주

---

75 Rattan S et al. 〈The epigenetic impacts of endocrine disruptors on female reproduction across generations†〉.《Biol Reprod》. 2019;101(3):635-644.
76 Brehm E et al. 〈Prenatal exposure to Di(2-ethylhexyl) phthalate causes long-term transgenerational effects on female reproduction in mice〉.《Endocrinology》. 2018;159(2):795-809.

는 것으로 알려져 있습니다.[77] 임신 중 노출된 비스페놀A 역시 태아 쥐의 난포호르몬 생성에 장애를 유발시켰으며, 난자의 정상적인 세포사망에 교란을 유발했습니다.[78, 79] 이 외에도 빈클로졸린(과일에 사용되는 곰팡이 약), 다이옥신 등 많은 환경호르몬들이 대를 이어 후성유전학적인 악영향을 줍니다.

적은 양의 환경호르몬은 인체에 안전하다?
팩트 체크를 해 봅시다

달걀에서 시판 금지된 살충제가 나왔었던 살충제 달걀 파동 당시 기사를 살펴보겠습니다.[80] 식약처에서는 "피프로닐 살충제 달걀을 평생 매일 2.6개를 먹어도 인체에 해를 가할 정도의 독성은 없으며, 만성 위해 우려가 없다."라고 발표했습니다. 유해물질 용량이 적어서 괜찮다는 것이었습니다. 대한의사협회는 "10㎏ 미만의 영유아가 하루에 달걀 2개를 섭취한다고 했을 때 급성독성은 크게 우려할 수준은 아니지만, 장기적으로

77 Ziv-Gal A et al. 〈The effects of in utero bisphenol A exposure on reproductive capacity in several generations of mice〉.《Toxicol Appl Pharmacol》. 2015;284(3):354-362.
78 Mahalingam S et al. 〈The effects of in utero bisphenol A exposure on ovarian follicle numbers and steroidogenesis in the F1 and F2 generations of mice〉.《Reprod Toxicol》. 2017;74:150-157.
79 Berger A et al. 〈The effects of in utero bisphenol A exposure on the ovaries in multiple generations of mice〉.《Reprod Toxicol》. 2016;60:39-52.
80 백수진. "피프로닐 계란, 매일 2.6개 평생 먹어도 안전".《중앙일보》. 2017. 08. 21. https://www.joongang.co.kr/article/21860676#home

섭취한 경우에 대한 연구논문 또는 인체 사례 보고는 지금까지 확인할 수 없었으며 지속적 관찰과 연구가 필요하다."라고 했습니다.

즉 식약처는 급성독성과 만성독성 둘 다 괜찮다고 한 것이고, 대한의사협회는 급성독성은 괜찮으나 만성독성은 모르겠다고 한 것입니다. 이때 대한의사협회에서는 한 달에서 3개월 정도면 물질의 90% 이상이 체내에서 빠져나갈 것으로 계산하였습니다. 만약 이 성분들이 빠져나가는 속도보다 더 많이, 더 자주 먹고 있다면 몸 안의 살충제 성분이 없어지지 않을 것입니다. 나가는 것보다 더 많이 먹는 것이니까요.

환경보건단체인 (사)한국환경보건학회는 이러한 식약처의 발표에 반박하였습니다. '계란 살충제 오염 파동에 대한 학회의 입장'이란 성명을 통해 "일상적 수준으로 계란을 섭취하는 경우 '급성독성'이 미미할 것으로 예상된다고 발표한 것은 중요한 사실을 흐릴 가능성이 있다."라며 "계란은 매일 먹는 음식이기 때문에 1회 섭취나 급성노출에 의한 독성이 문제가 아니다. 우리가 우려하는 건강 피해는 만성독성 영향이다."라고 주장하였습니다. 급성독성보다는 만성독성이 더 위험하다고 말한 것입니다.

최소 독성 용량과 최대 무독성 용량

우리가 환경호르몬을 이야기할 때 LOAEL이나 NOAEL이라는 단어를 사용합니다. 이 단어는 인체실험 혹은 동물실험을 통해 정해진 농도로, 다음과 같은 뜻을 나타냅니다.

약어	의미	번역
NOAEL No observed adverse effects level	독성이 나타나지 않은 가장 높은 농도	최대 무독성 용량
LOAEL Lowest observed adverse effect level	독성이 나타나는 가장 낮은 농도	최소 독성 용량
RfD Reference Dose	민감군을 포함하여 일생 동안 뚜렷한 유해 영향이 나타나지 않는다고 예측되는 일일경구노출허용량/일일호흡노출허용농도	독성참고치
LD50 Lethal dose 50%	시험 물질을 실험동물에 투여하였을 때 실험동물의 50%가 죽는 투여량. 체중 kg당 물질의 양(mg)	반수치사량[81]

표 14. 최소 독성 용량과 최대 무독성 용량

    예를 들어, 사탕을 3개 먹으면 충치가 안 생기는데 사탕을 4개 먹으면 충치가 생긴다고 해 보겠습니다. 그러면 사탕 3개는 사탕의 최대 무독성 용량이 되는 것이고, 4개는 최소 독성 용량이 되는 것입니다. 그런데 이 가정이 성립하려면, 일단 '사탕은 많이 먹을수록 충치 발생률이 올라간다.'라는 가설이 있어야 가능합니다. 바로 아래와 같은 용량반응곡선이 있어야 하는 것입니다.

---

81   식품의약품안전청. 〈위해분석 용어 해설집〉 제2판. 발간등록번호 11-1470000-001881-14. 2011. 11.

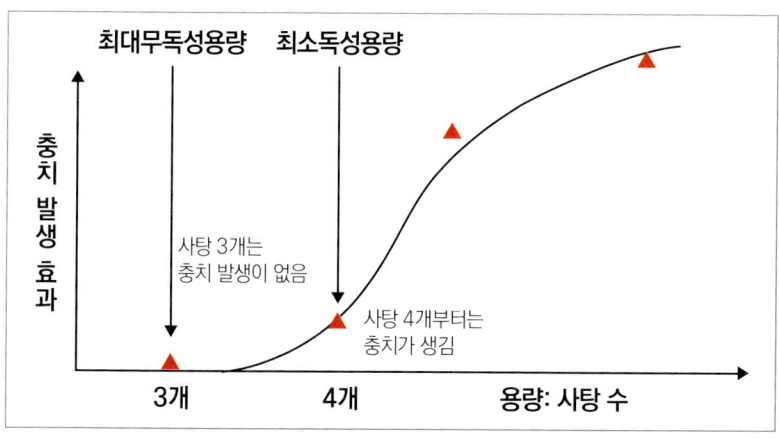

그림 13. 사탕과 충치 발생에 관한 최소 독성 용량과 최대 무독성 용량

만약 달걀에 들어 있는 살충제의 독성반응이 용량에 대비해서 나타나는 것이라면, 식약처의 발표와 같은 주장이 설득력이 있습니다. 적게 먹어서 최소 독성 용량 이하로 먹는다면 독성은 나타나지 않을 것이기 때문입니다.

그러나 환경호르몬을 이해할 때 알아야 할 세 가지 중요한 점이 있습니다. 하나는 환경호르몬의 생물축적 현상이고, 두 번째는 저용량 효과이며, 세 번째는 비일원성입니다.

생물축적(Bioaccumulation) 현상[82]이란 무엇일까?

위에 살충제 계란에 대한 식약처의 의견은, 피프로닐은 하루에 달걀 2.6개를 먹더라도 "일일경구노출 허용량의 20% 정도 수준이기 때문에

---

82 J William Owens. 〈Chemical toxicity indicators for human health: case study for classification of chronic noncancer chemical hazards in life cycle assessment〉.《Environ Ttoxicol Cchem》. 2002;21:207-25.

위험하지 않다."라고 판단을 한 것입니다. 하지만 이는 '달걀에서 왜 시판 금지된 살충제가 나왔는가?'에 대한 답을 생각하지 않고 나온 의견입니다. 왜 시판이 금지된 살충제 성분이 달걀에서 나오는 것일까요?

문제가 되었던 살충제나 제초제, 디디티 같은 물질들은 생물축적(Bioaccumulation)이 되는 대표적인 물질입니다. 배설이 용이하게 되지 않고, 지방과 결합하기 때문에 지속적으로 노출되면 체내 농도는 계속 높아질 수밖에 없는 물질이라는 뜻입니다. 닭이 살충제, 제초제, 디디티에 노출된 먹이나 흙을 쪼아 먹고, 닭장이나 닭의 몸에 비정상적으로 뿌려진 살충제와 제초제 성분을 흡수하면 이 성분들은 닭에게 축적이 되고, 그것이 달걀을 통해 나옵니다. 만약 닭의 몸 안에 이 성분들이 축적되지 않고 바로바로 배설이 되었다면, 달걀에서 과용량이 나올 일도 없었을 것입니다.

이 달걀을 인간이 먹을 때, 배설되는 속도보다 먹는 양이 많다면 당연히 몸 안에 이 성분들이 쌓이게 됩니다. 어류에서 발견되는 폴리염화비페닐(PCBs)의 농도가, 해조류에서 발견되는 폴리염화비페닐의 농도보다 100배 이상 높게 나오는 것도[83] 바로 이런 이유 때문입니다.

디디티처럼 이미 시판이 되지 않고, 사용한 지 수년이나 된 살충제가 달걀에서 나온다는 것은, 살충제가 없어지지 않고 토양에 남아 있다는

---

83 Marie-Elodie Perga et al. 〈Bioconcentration may be favoured over biomagnification for fish PCB contamination in high altitude lakes〉. 《Inland Water》. 2017;7:14-26.

것을 의미합니다. 그리고 그 살충제가 닭의 몸속에 축적되었다가 달걀에 나온다는 것입니다. 그런데 이 달걀을 먹는 것은 안전하다고 할 수 있을까요? 정말 만성독성을 걱정하지 않아도 되는 것일까요? 앞뒤가 안 맞는 것은 둘째 치고, 당장 문제시되는 것을 피하는 것만 급급한 해명이 아닌가 하는 생각이 듭니다.

사실 이와 같은 문제는 생리대 파동 때도 비슷하게 일어났습니다. 생리대에서 환경호르몬이 검출되었지만, 소량이기 때문에 안전하다고 주장한 것입니다. 계란을 매일 먹는 사람들이 있듯이, 생리대는 가임기 여성들이 매달 짧으면 2~3일, 길면 7~8일을 사용하는 물건입니다. 평상시 사용하는 팬티 라이너까지 생각한다면, 이에 대한 노출은 더 심각하게 생각해야 하는 문제입니다. 이것을 단순 함유량만 생각하여 무조건 안전하다고 주장하는 것은 산업체의 이익을 위해서 혹은 문제 발생 소지를 없애기 위해 일부러 그렇게 하는 것이라고 생각할 수밖에 없습니다.

생물축적 이외에, 소량의 환경호르몬이 안전하다고 할 수 없는 이유는 또 있습니다. 바로 저용량 효과와 비일원성 때문입니다(Low dose effect and nonmonotonicity).[84]

---

84 Laura N Vandenberg et al. 〈Hormones and endocrine-disrupting chemicals: low-dose effects and nonmonotonic dose responses〉.《Endocr Rev》. 2012 Jun;33(3):378-455.

저용량 효과

호르몬이란 물질은 매우 낮은 농도에서 작용하는 물질입니다. 호르몬의 작용을 비유할 때, 1톤짜리 트럭에 떨어진 모래 한 알갱이, 10량짜리 기차에 떨어진 물 한 방울로 표현을 합니다. 그 정도의 극소량으로 기차를 멈추고 트럭을 뒤집을 수 있는 것이 바로 호르몬입니다. 체내의 호르몬은 보통 매우 낮은, 피코몰~나노몰 정도의 용량으로 유지되며, 환경호르몬 역시 마찬가지입니다.

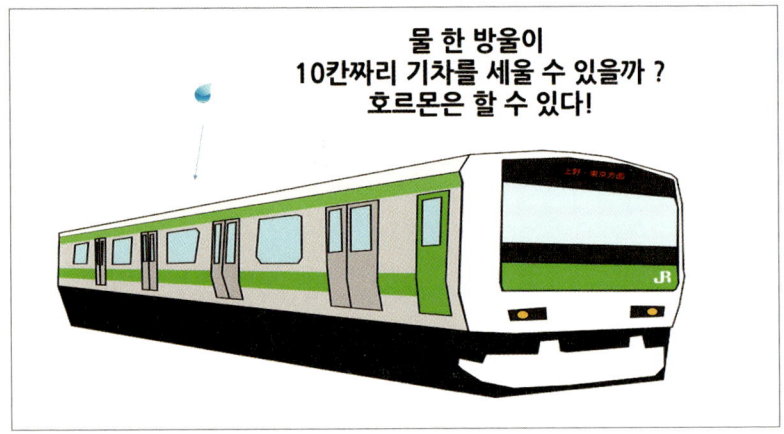

그림 14. 기차와 호르몬의 비유

낮은 용량에서도 엄청난 영향을 주는 호르몬들을 조절하기 위해 인체는 여러 가지 조절 시스템을 가지고 있습니다. 그중의 하나가 완충시스템인데, 호르몬을 사용할 수 없는 형태로 묶어 놓는 것입니다. 김치를 예로 든다면 마당 땅속 김장독 안에 들어 있는 김치는 꺼내서 먹을 수는 있지만 여러 가지 번거로운 과정을 거쳐야 합니다. 하지만 썰어서 냉장고에 넣어 둔 김치는 문만 열면 먹을 수 있지요. 식탁 위에 꺼내 놓은 김치는 바로 먹을 수 있습니다. 호르몬도 전체 용량 중 50% 정도는 바로 사용할 수 없도록 저장해 놓고, 40% 정도는 급할 때 꺼내 사용할 수 있도록 준비되어 있으며, 약 10% 정도만이 항시 사용이 가능한 자유기 형태로 존재합니다. 즉 그 낮은 용량 중에서도 약 10%만 인체에 영향을 주는 시스템입니다.

하지만 환경호르몬에는 이러한 완충시스템이 없습니다. 마당에 김치독이 없는 셈이지요. 그러면 환경호르몬은 우리가 측정한 값의 60% 이상이 자유기로 존재하여 인체에 영향을 주고, 나머지 40%는 바로 사용이 가능한 형태로 저장됩니다. 즉 정상적인 호르몬에 비해 환경호르몬은 바로 사용 가능한 식탁 위의 김치와 냉장고 김치가 대부분인 것입니다. 환경호르몬이 낮은 용량에서도 더 위험할 수 있는 이유가 바로 이것입니다. 천연호르몬에 있는 사용할 수 없는 상태라는 것이 없기 때문입니다.

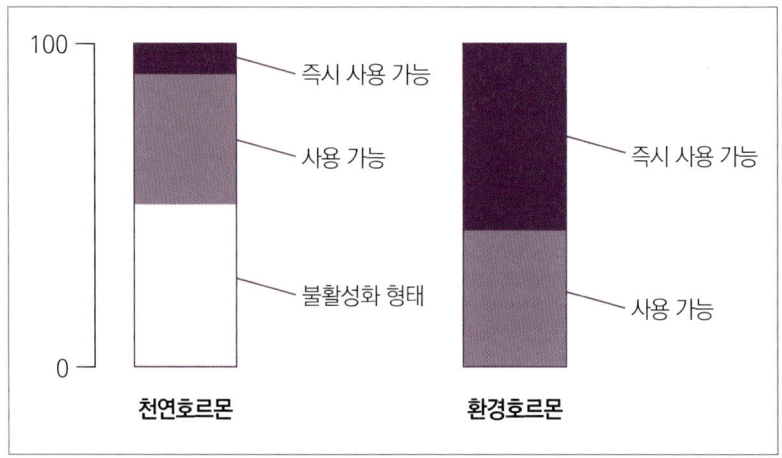

그림 15. 천연호르몬과 환경호르몬의 차이점
천연호르몬은 불활성화 상태(사용할 수 없는 상태)가 있어 작용을 안 할 수 있으나 환경호르몬은 불활성화 상태가 없다.

비일원성이란?

호르몬은 일반적인 약물과는 달리, 용량반응곡선이 일직선이 아닐 수 있습니다.[85] 호르몬 양이 많아진다고 무조건 효과도 같이 높아진다면 호르몬으로 인한 심각한 부작용이 생길 수 있기 때문에, 여기에서도 자체적인 조절 시스템이 작용합니다. 호르몬이 몸 안에서 작용을 하려면, 호르몬 수용체에 결합해야 합니다. 호르몬 수용체의 숫자를 조절해서 호르몬의 작용 정도를 조절할 수 있는 것입니다.

여성호르몬인 에스트로겐의 경우, 에스트로겐의 양이 많아지면 호르몬 수용체가 줄어들고, 호르몬 양이 줄어들면 호르몬 수용체가 늘어나면

---

85 Vandenberg LN. 〈Low-dose effects of hormones and endocrine disruptors〉.《Vitam Horm》. 2014;94:129-65.

서 에스트로겐의 양과 관계없이 일정한 효과가 나타나도록 조절합니다. 즉 용량이 많아진다고 해도 반응은 일정하도록 조절하는 시스템이 있는 것입니다. 그러나 환경호르몬은 이와 같은 조절 방법이 통하지 않습니다.

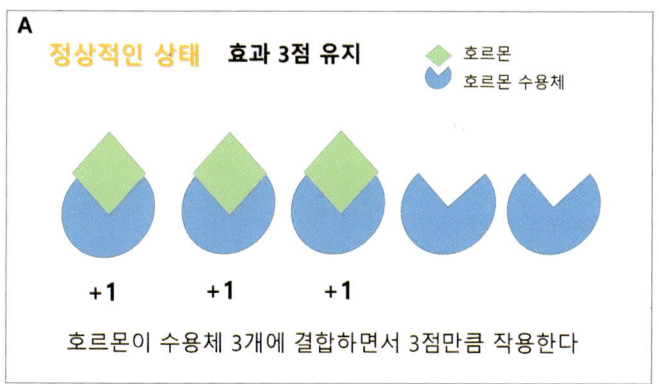

그림 16. 정상적인 호르몬 작동 상태
3점만큼의 효과를 보인다.

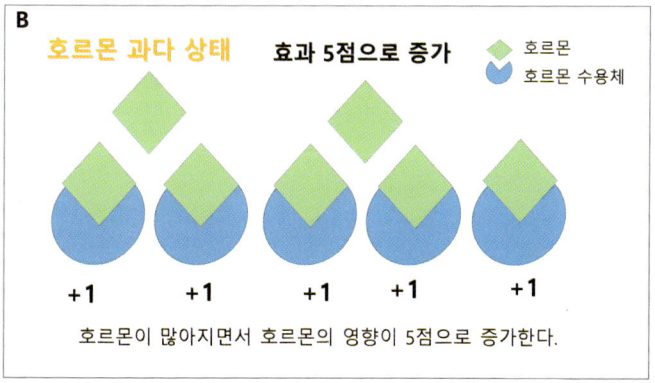

그림 17. 호르몬 과다 상태
과다한 호르몬만큼 작용한다면 5점만큼 효과가 나타나 인체에 해롭다.

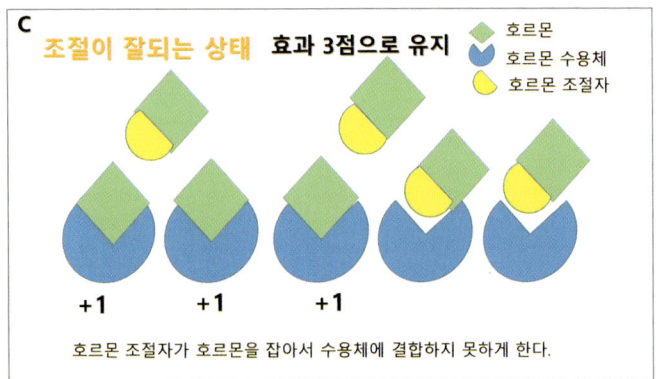

그림 18. 인체가 호르몬 과다를 조절하는 방법
호르몬 조절자가 증가하면서 호르몬을 잡아 수용체와 결합을 막는다.

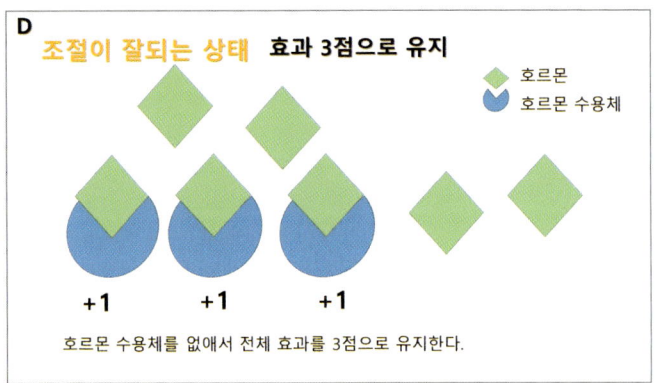

그림 19. 인체가 호르몬 과다를 조절하는 또 다른 방법
호르몬 수용체 자체를 없애서 효과를 3점으로 유지한다.

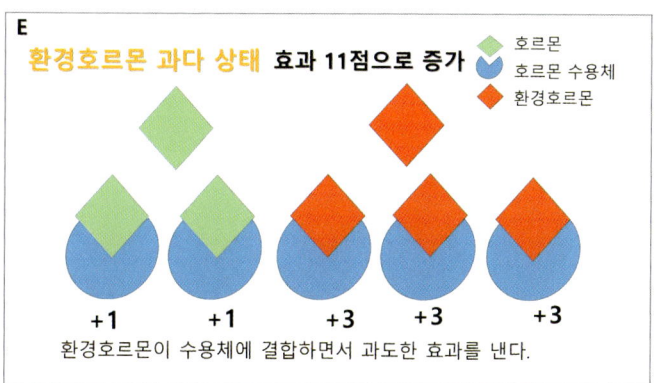

그림 20. 환경호르몬 노출 상태
수용체에 결합하면서 정상 호르몬의 3배의 과도한 효과가 나타난다.

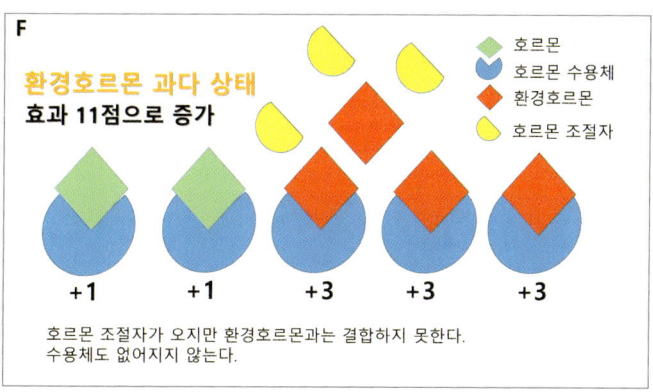

그림 21. 환경호르몬 노출 상태
호르몬 조절자가 있지만 환경호르몬과는 결합하지 못해 지속적으로 과도한 효과가 나타난다.

세포 연구나 동물실험에서도 일반 호르몬과 환경호르몬의 용량반응곡선이 직선이 아니라는 여러 증거가 축적되어 있습니다. 정확하게 말하면, 용량반응곡선을 짐작하기가 어렵습니다. 따라서 일반 약물들처럼 양이 적으면 안전하고 많으면 위험하니, 어느 기준치 이하라면 괜찮다는 생각은 환경호르몬에 있어서는 적용되지 않습니다. 환경호르몬을 연구하는 여러 학자들은 환경호르몬에 대해 안전기준을 마련하고 그 이하는 안전하다고 생각하는 것 자체가 문제라고 하면서, 인간의 건강을 보호하기 위해서는 연구 방법과 안전기준 설정에 근본적인 변화가 필요하다고 지적하고 있습니다.[86]

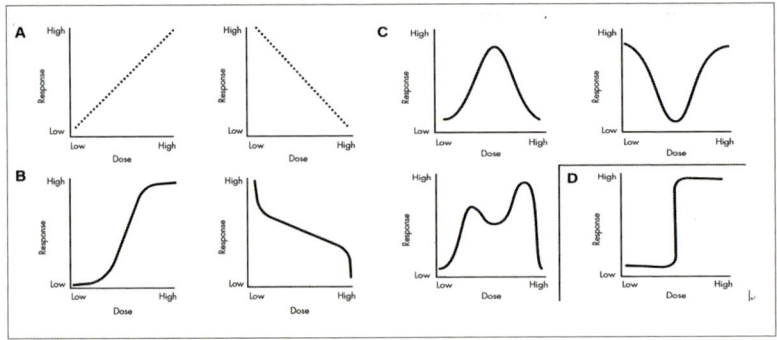

그림 22. 여러 가지 용량반응곡선의 예[84]

A의 첫 번째 그림은 용량이 높아지면서 효과가 같이 높아지고, 두 번째 그림에서는 용량이 높아지면서 효과는 낮아진다. C 혹은 D에서는 용량과 효과가 비례하지 않는다.

86 Beausoleil C et al. 〈Low dose effects and non-monotonic dose responses for endocrine active chemicals: science to practice workshop〉. 《Chemosphere》. 2013;93(6):847-56.

제2장

환경호르몬과 여성질환

환경호르몬과 여성호르몬

환경호르몬에 대해서 공부를 하면 할수록 무섭다는 생각을 하게 됩니다. 만약 어떤 화학물질에 노출되자마자 갑자기 숨이 막히거나 픽 쓰러지면 바로 위험한 물질이라고 생각하겠지요. 하지만 환경호르몬은 그렇지 않습니다. 일상생활 속에서 너무나 아무렇지 않게 사용하고 있고, 지금 이 순간에도 계속 만들어지고 있지요. 매일매일 너무나 소량씩 노출되고 있어서 문제가 생기기 전까지는 아무도 그것을 인지하지 못하고, 문제가 생긴 후에도 이게 무엇 때문인지 알기가 어렵습니다. 아주 오랜 기간 동안 서서히 노출되고, 매일 다양한 종류의 환경호르몬에 노출이 되기 때문이지요.

환경호르몬이 무서운 또 다른 이유는 이 환경호르몬이 [종족보존]을 막는, 보이지 않는 조절자이기 때문입니다. 종족보존이라는 말은 멸종위기 동물들에게만 해당되는 말이 아닙니다. 환경호르몬에 의해 인간 역시 종족보존이 어려워지고 있습니다. 남성의 정자 수는 전 세계적으로 빠르게 감소하고 있는데 1973~2011년 사이 평균 정자 농도가 매년 평균

1.6% 감소한 것에 비하여, 2000년 이후에는 매년 2.64%씩 감소하는 것으로 나타나고 있습니다. 전체 정자 수는 50년 전에 비하면 절반 정도 줄어들었습니다. 남성들에게서 혈중 남성호르몬(테스토스테론)의 수치가 떨어지는 현상도 전 세계적으로 관찰되는 현상입니다.[87] 호주 뉴캐슬 대학의 Aitken 박사는 2022년에 발표한 논문에서 여성호르몬 유사 화합물인 환경호르몬에 노출되는 것이 남성의 테스토스테론 수치를 감소시키고 정자 농도를 감소시키는 원인이라고 말합니다.[88]

환경호르몬은 그 자체로 여성호르몬과 비슷한 구조식을 가지고 있습니다. 유명한 환경호르몬인 프탈레이트, 비스페놀은 동물과 사람의 성선 관련 호르몬 생산과 남성호르몬 수치를 모두 억제할 수 있는 것으로 알려져 있습니다.[89-91] 남성호르몬과 여성호르몬은 각각 남성의 이차성징과 여성의 이차성징을 만들어 내는 성호르몬입니다. 호르몬 수치가 정상이라면 여성은 여성호르몬이 많고 남성은 남성호르몬이 많습니다. 하지만 환경호르몬에 노출되면 인체는 환경호르몬을 여성호르몬으로 인식하게

---

87 Chodick G et al. 〈Secular trends in testosterone-findings from a large state-mandate care provider〉. 《Reprod Biol Endocrinol》. 2020;18:19.
88 Aiken RJ. 〈The changing tide of human fertility〉. 《Human Reprod》. 2022;37:629-38.
89 Cariati F et al. 〈Bisphenol a: an emerging threat to male fertility〉. 《Reprod Biol Endocrinol》. 2019;17:6.
90 Chang WH et al. 〈Phthalates might interfere with testicular function by reducing testosterone and insulin-like factor 3 levels〉. 《Hum Reprod》. 2015;30:2658-70.
91 Lübbert H et al. 〈Effects of ethinyl estradiol on semen quality and various hormonal parameters in a eugonadal male〉. 《Fertil Steril》. 1992;58:603-8.

됩니다. 그렇기 때문에 남성이 환경호르몬에 노출이 되면 여성호르몬이 높은 것과 같은 결과를 가져옵니다. 즉 정자 생산량이 감소하게 되는 것입니다.

환경호르몬은 비만을 유발하기도 하는데, 이러한 환경호르몬을 오베소젠(Obesogene)이라고 부릅니다.[92] 오베소젠(Obesogene)들은 지방세포의 생성을 촉진시키고 지방을 축적시키는 역할을 합니다. 자외선차단제에 흔하게 들어가는 옥토크릴렌(Octocrylene)과 아보젠존(Avobenzone)도 비만을 유발하는 오베소젠임이 최근 한국 연구진에 의해 밝혀진 바도 있습니다.[93, 94] 남성에게 비만은 그 자체로 체내 여성호르몬을 증가시키는 원인으로도 작용합니다. 지방세포에서 나오는 방향화효소는 남성호르몬을 분해해서 여성호르몬으로 만들어 내는 역할을 하기 때문입니다. 이는 지방이 많은 비만한 사람에서 여성호르몬을 증가시키는 원인입니다.

이와 같은 일은 남성에게만 발생하는 것이 아닙니다. 똑같은 문제가 여성에서도 나타납니다. 남성은 여성호르몬이 있으면 안 되니까 문제가 되는 것은 알겠지만, 여성에서는 어떤 문제가 발생할까요? 많은 분들이

---

[92] Muscogiuri G et al. 〈Obesogenic endocrine disruptors and obesity: myths and truths〉. 《Arch Toxicol》. 2017;91(11):3469-75.

[93] Ko H et al. 〈Sunscreen filter octocrylene is a potential obesogen by acting as a PPARγ partial agonist〉. 《Toxicol. Lett》. 2022;141-9.

[94] Ahn S et al. 〈A long-wave UVA filter avobenzone induces obesogenic phenotypes in normal human epidermal keratinocytes and mesenchymal stem cells〉. 《Arch Toxicol》. 2019;93:1903-15.

여자한테 여성호르몬이 꼭 필요하고, 높을수록 좋은 거라고 생각합니다. 여성호르몬 수치, 과연 높을수록 좋은 것일까요?

여성호르몬의 두 얼굴

여성호르몬은 난소에서 분비되는 대표적인 호르몬입니다. 여성호르몬은 난소뿐만 아니라 부신, 혹은 피하지방에서 만들어지기도 하는데, 어디서 주로 만들어지는지 여부는 여성의 연령에 따라 결정됩니다. 젊은 여성들은 주로 난소에서 여성호르몬이 만들어지는 데 반하여, 폐경 후 여성들의 여성호르몬은 부신이나 피하지방에서 주로 만들어집니다.

여성호르몬은 여성의 사춘기 때 분비가 활발하게 이루어지기 시작하며 유방의 발육과 자궁, 질 등의 발달을 촉진시키고 자궁은 임신을 할 수 있도록 준비시키는 호르몬입니다. 사춘기 이차성징을 만들어 내면서 여성스러운 몸이 되도록 하는 것도 바로 이 여성호르몬이 하는 일이지요. 여성호르몬은 뼈를 튼튼하게 하는 데도 매우 중요한 역할을 합니다. 폐경이 오고 난 후에 골다공증 발생률이 증가하는 것도 바로 이 여성호르몬이 부족해서 생기는 문제입니다.

유방, 자궁, 난소뿐만 아니라 여성호르몬은 뇌, 면역기능, 근골격계, 심혈관계, 소화기계, 간, 췌장 등에 광범위한 영향을 줍니다. 즉 생식과 관련된 역할뿐만 아니라 신체 기능을 전반적으로 조절하는 데도 여성호르몬이 중요한 역할을 합니다. 폐경 후에 많은 여성들이 기력이 떨어지고

기운이 없고, 의욕이 사라지는 등의 신체 기능 저하 및 신진대사 저하의 증상이 나타나는 경우가 있는데, 이 역시 여성호르몬이 없어지면서 나타나는 증상입니다.

여성호르몬이 너무 많으면 생기는 일들

여성호르몬의 주된 기능 중 하나는 **세포를 분열시켜 증식하게 만드는 것입니다.** 자궁내막의 세포가 증식하면서 수정란이 잘 착상할 수 있도록 내막을 두껍게 만들어 주고, 유선조직을 증식시켜 유방을 풍만하게 하면서 수유에 대비하는 역할을 합니다. 하지만 이 기능이 너무 지나치게 되면, 브레이크 없이 달리는 자동차처럼 큰 사고가 발생하게 됩니다.

몸 안의 세포들은 적당한 크기와 속도로 자라고 있고, 지나치게 자라거나 너무 빨리 자라지 않도록 자연적으로 조절이 되고 있습니다. 세포가 브레이크 없이 과다 증식하는 현상이 발생하면 몸의 여기저기에 혹이 생겨나게 되겠지요. 자궁에서 여성호르몬의 폭주를 막아 주는 브레이크 역할을 하는 것이 바로 '황체호르몬'입니다. 황체호르몬은 여성호르몬의 작용을 조절해 주는 호르몬으로, 여성호르몬으로 인해 지나치게 세포가 증식하고 분열하여 종양이나 혹이 생기는 것을 막아 줍니다. 자궁의 건강은 여성호르몬과 황체호르몬의 균형이 좌지우지한다고 할 수 있을 만큼 아주 중요합니다.

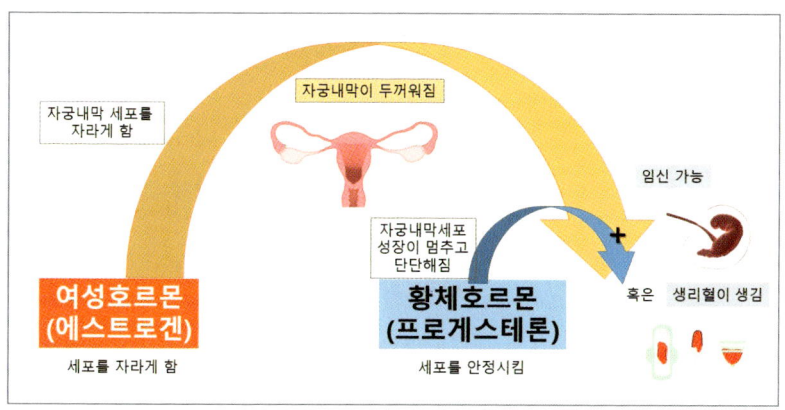

그림 23. 여성호르몬과 황체호르몬의 역할

황체호르몬은 난소에서 배란 후에 만들어지는 호르몬입니다. 여성호르몬 분비가 많은 젊은 여성들은 배란이 잘되고, 배란 후에 황체호르몬도 잘 만들어져 대부분 문제가 없습니다.

그런데 여성호르몬이 황체호르몬보다 점점 많아지는 시기가 있습니다. 바로 폐경 이행기입니다. 폐경 전 2~8년 사이의 시기를 폐경이행기라고 하는데, 이 단계에서는 난소의 노화로 인해 배란이 잘 안되면서 무배란성 주기가 증가하는 시기입니다. 배란이 되더라도 난소의 기능 감소로 황체호르몬이 잘 안 만들어질 수도 있습니다. 배란이 제대로 되지 않는다면 체내 황체호르몬 수치는 떨어지게 되고, 황체호르몬에 비해 여성호르몬이 많은, 여성호르몬 우세 상황이 됩니다.

폐경 이행기의 또 다른 특징 중 하나는 여성호르몬 수치가 크게 증가할 수 있다는 것입니다. 여성호르몬이 줄어들면, 우리 신체는 이를 보충

하기 위해 난소 활동을 과다하게 늘립니다. 더 많은 호르몬을 만들기 위해 노력하는 것이지요. 그러면 일시적으로 정상 수치의 2~4배 이상 증가한 여성호르몬 수치를 보이는 경우가 발생합니다. 이 증가한 여성호르몬과 감소한 황체호르몬으로 인해 인체는 여러 가지 이상 증상을 보이게 되는데, 이것을 여성호르몬 우세 증상이라고 합니다.

여성호르몬 우세 증상	여성 호르몬 결핍 증상
체중증가 부종 불안, 짜증, 우울감, 피곤 인슐린 저항성 유방통, 유방양성종양 자궁내막증 자궁근종 크기 증가 자궁근종 발생 유방암, 자궁내막암 발생	유방조직 감퇴 안면홍조 불면증, 야간발한 우울증 성욕감퇴 성교통, 질건조증 체중증가, 근력감소 골다공증

그림 24. 여성호르몬 우세 증상과 결핍 증상

실제로 35~50세 사이의 많은 여성분들이 근종 크기의 증가, 유방통과 두통, 불안감, 피곤함, 우울감 등의 증상을 가지고 병원에 옵니다. 난소의 혹이 갑자기 커졌다거나, 생리통이 심해진다고 말하기도 하고, 유방에 혹이 생겼다는 경우도 있습니다. 이 모든 것들이 여성호르몬 우세 증상입니다.

여성호르몬 우세 증상을 유발하는 환경호르몬

환경호르몬은 여성호르몬 유사체로 작용하는 것들이 많습니다. 구조적으로 여성호르몬과 환경호르몬은 매우 비슷하게 생겼습니다. 호르몬이 기능을 하려면 호르몬을 받아 주는 수용체와 결합해야 합니다. 각기 다른 호르몬은 저마다 딱 맞는 수용체와 결합하며, 결합 후 수용체가 있는 바로 그 세포에 작용합니다. 환경호르몬은 여성호르몬 수용체에 결합하면서, 여성호르몬과 비슷한 작용을 하게 됩니다. 그러면, 실제 몸 안의 여성호르몬 수치는 정상이지만 인체는 환경호르몬을 여성호르몬이라고 인식하게 되고, 여성호르몬 우세성 증상이 발생하게 됩니다. 여성호르몬 우세성 상태가 되면, 여성호르몬으로 인한 각종 질병이 폭발적으로 증가하게 됩니다. 이런 이유로 폐경 이행기의 여성들이 자궁근종이나 선근증, 과다출혈, 유방종괴나 유방암으로 수술하는 것입니다.

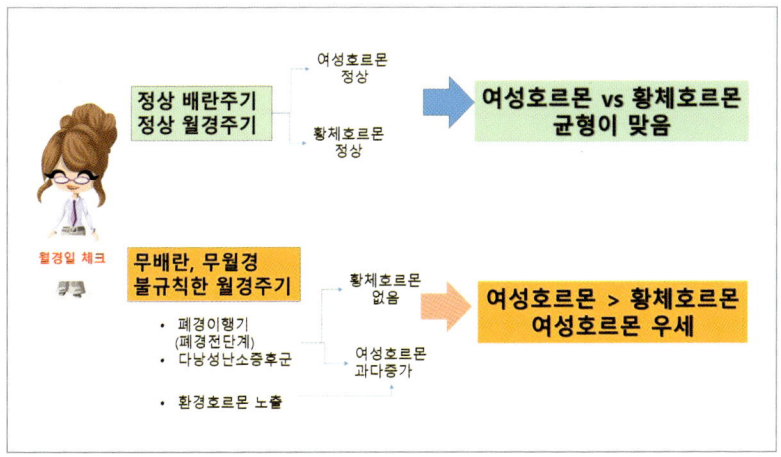

그림 25. 여성호르몬 우세 상태가 만들어지는 이유

여성이 환경호르몬을 더 주의해야 하는 이유

환경호르몬이 인체에 미치는 영향에 대해서는 사실 남성에서의 연구가 더 먼저, 더 많이 진행이 되었습니다. 여성의 산부인과적 질병에 환경호르몬이 영향을 준다는 사실을 연구한 것은 최근 20여 년의 일입니다. 그전까지만 해도 여성에 대한 연구가 너무 적어서, 도리어 여성이 환경호르몬에 영향을 덜 받는 것이 아닌가 하는 착각도 불러올 정도였습니다.

하지만 사실은 남성보다 여성이 더 환경호르몬에 취약하고, 환경호르몬에 더 주의해야 합니다. 여기에는 몇 가지 이유가 있습니다. 첫 번째는 선천적인 체성분 차이 때문입니다. 여성은 남성보다 키와 몸무게가 적은 반면, 체지방률은 월등히 더 높습니다. 체표면적도 적고, 체내 수분량도 여성이 더 적습니다. 체지방률이 높다는 것은 지방에 녹는 지용성 물질을 더 많이 가지고 있다는 것입니다.[95] 환경호르몬 같은 것들이 대표적인 지용성 물질입니다.

두 번째로는 환경호르몬이 몸 안에 들어왔을 때 이를 분해해서 내보내는 속도도 남성이 더 빠르고 효용성이 높습니다. 체내 수분량이 많기 때문에 소변으로 배설도 잘되고, 간의 크기나 간에서의 일차제거율도 월등하게 남성이 더 높아 간을 거쳐 배설하는 비율도 남성이 더 좋습니다. 게다가 분포면적이 더 넓기 때문에, 같은 용량의 환경호르몬에 노출되더라도 남성은 세포 하나가 받는 손상이 더 적을 수밖에 없습니다.

95   CDC Advance Data No.347 October27. 2004.

국가별로 세계 평균 키와 몸무게의 차이를 확인해 보면,[96] 네덜란드 남성 평균키는 184㎝, 몸무게 87.9㎏인 데 비해 인도 남성의 평균키는 166㎝ 몸무게 59.6㎏으로 조사됩니다. 여성의 경우 네덜란드 여성은 평균 170㎝, 몸무게 73.2㎏이고, 인도 여성의 평균키는 155㎝, 몸무게 52.5㎏ 입니다. 그렇다면 이 사람들이 같은 약을 먹거나 같은 환경호르몬에 노출이 되었을 때 같은 정도의 피해를 볼까요? 그렇지 않습니다. 키가 작고 몸무게가 적을수록, 그리고 체지방이 높을수록 더 많은 피해를 받습니다.

임신과 출산, 수유. 후대의 건강을 좌우하는 환경호르몬

여성이 환경호르몬을 더 주의해야 하는 이유는 하나 더 있습니다. 임신과 수유 때문입니다. 임신한 여성은 임신 전보다 더 체지방이 많아지고, 영양소 흡수율이 매우 높아집니다. 음식물 속의 영양분을 많이 흡수하기 위해 임산부의 장 움직임은 느려지면서 변비도 많이 생기게 되지요. 음식이 장에 머무는 시간이 늘어나고 흡수율이 높아지면서, 같은 환경호르몬에 노출되어도 흡수량이 많을 수밖에 없습니다.

---

96 세계 통계 정보(world data info). "Average height and weight by country".
    https://www.worlddata.info/average-bodyheight.php

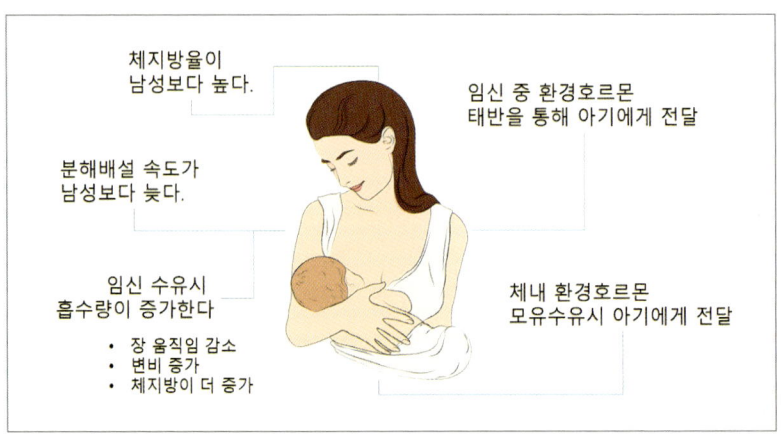

그림 26. 여성이 환경호르몬에 더 주의해야 하는 이유

태반을 통과하는 환경호르몬과 모유에서 분비되는 환경호르몬

우리 조상들은 임신 중에 과일은 예쁜 것만 먹게 하고, 매운 것이나 자극적인 것을 먹지 못하게 했습니다. 먹지 말라는 것도 많았고, 먹으라는 것도 많았지요. 음식이 귀하고 태아 사망률이 높았던 과거에는, 이렇게 음식으로 태교를 하면서 자손에 대한 사랑을 전했습니다.

현대사회에서도 임신 중에 먹지 말아야 할 것들이 많이 있습니다. 바로 환경호르몬이 많은 음식입니다. 과거에는 문제가 되지 않았던 음식들이 현대사회에서는 화학물질로 오염되어 임산부들이 먹지 말아야 하는 음식으로 분류되고 있습니다. 사실 환경호르몬 음식을 피하는 것은 임산부들뿐만 아니라 결혼 전의 여성들에게도 해당이 됩니다. 환경호르몬은 체지방과 결합하여 체내에 오래 남아 있기 때문입니다.

엄마의 몸 안에 저장된 환경호르몬은 태반을 통해, 그리고 모유를 통해 아이에게 전달됩니다. 무서운 것은 태아와 영유아가 인간의 일생 중에서 환경호르몬에 가장 취약한 시기라는 것입니다. 이 시기는 세포 발달이 막 시작되고, 세포의 분열과 증식이 매우 활발한 시기이기 때문에 화학물질들은 활발하게 분화하는 세포에 가장 많은 영향을 줍니다.

태아와 영유아가 이 시기에 환경호르몬에 노출되면, 반복적인 유산이나 저체중아 출산, 자궁 내 발달 지연, 신경정신학적인 발달장애, 거대아 등을 유발하며 장기적인 건강상의 문제를 유발하는 영구적 손상을 일으킬 수 있습니다.[97] 과불화화합물(PFAS), 폴리염화비페닐(PCB)은 저체중아를 유발하며[98, 99] 태어난 후 발달장애의 원인이 됩니다.[100]

프탈레이트, 페놀, 다환방향족탄화수소(PAHs), 납 역시 저체중아의 원인이 되며, 살충제에 노출되는 것은 태어난 첫해의 성장 속도를 빠르게 하여 소아 비만의 원인이 되거나, 성인 비만의 원인으로 작용합니다.[101~103] 임신 초기에 여러 환경호르몬에 노출될 때, 자녀의 언어 발

97 Tomas Zoeller R et al. 〈Endocrine-disrupting chemicals and public health protection: A statement of principles from the Endocrine Society〉. 《Endocrinology》. 2012;153:4097-110.
98 Hertz-Picciotto et al. 〈In utero polychlorinated biphenyl exposures in relation to fetal and early childhood growth〉. 《Epidemiology》. 2005;16:648-656.
99 Wikström S et al. 〈Maternal serum levels of perfuoroalkyl substances in early pregnancy and ofspring birth weight〉. 《Pediatr Res》. 2020;87:1093-9.
100 Andersen CS et al. 〈Prenatal exposures to perfluorinated chemicals and anthropometric measures in infancy〉. 《Am J Epidemiol》. 2010;172:1230-7.
101 Katherine S et al. 〈Prenatal exposures to mixtures of endocrine disrupting chemicals and children's weight trajectory up to age 5.5 in the SELMA study〉. 《Sci Rep》. 2021;11:11036.

달 지연이 발생할 가능성이 무려 3.3배나 높아지며, 양수 내 과불화화합물과 중금속의 농도가 높은 경우 자폐증이 증가한다는 보고도 있습니다.[104, 105]

임신 시 생선 섭취와 환경호르몬

생선은 고단백 저지방의 좋은 식품이지만, 임신 중 과다한 생선 섭취는 탯줄의 중금속 수치를 올릴 수 있습니다. 2011년에 우리나라 통영 지역 임산부들을 대상으로 생선 섭취와 제대혈(탯줄혈액)의 수은 농도를 연구한 결과[106]에서 생선 섭취가 많을수록 제대혈에 수은이 많은 것으로 나타났습니다. 일주일에 3회 이상 생선을 먹는 여성은 주 1~2회 섭취하는 여성보다 제대혈 수은 농도가 1.6배가 높았으며, 생선을 먹지 않는 여성보다 2.6배가 높게 나왔습니다. 연구자들은 제대혈의 수은 농도가 생선 섭취량과 관련이 있다면서, 가임기 여성이나 임산부에게 생선 섭취를 제한하는 것이 제대혈의 수은 농도를 낮추고 수은으로 인한 신생아의 신

---

102 Valvi D et al. 〈Prenatal exposure to persistent organic pollutants and rapid weight gain and overweight in infancy〉. 《Obesity》. 2014;22:488-96.

103 Janesick AS et al. 〈Obesogens: an emerging threat to public health〉. 《Am J Obstet Gynecol》. 2016;214(5):559-65.

104 Nicolò Caporale et al. 〈From cohorts to molecules: Adverse impacts of endocrine disrupting mixtures〉. 《Science》. 2022;375(6582):eabe8244.

105 Long M et al. 〈Autism spectrum disorders, endocrine disrupting compounds, and heavy metals in amniotic fluid: a case-control study〉. 《Molecular Autism》. 2019;10:1.

106 Jang CW et al. 〈The Influence of Fish Consumption on Umbilical Cord Blood Mercury Level in Pregnant Women in the City of Tongyeong, Korea〉. 《J Food Hygiene and safty》. 2012;27:74-80.

경발달장애나 뇌신경학적 손상을 줄일 수 있는 방법이라고 하였습니다.

그러나 임신 중에 생선을 먹지 않는 것이 능사는 아닙니다. 유럽 5개 국가에서 2003~2016년 사이 Human Early Life Exposome (HELIX) 프로젝트의 일환으로, 임산부의 생선 섭취와 산모의 수은 농도 그리고 아기 건강과의 연관성을 연구하였습니다. 일주일에 1~3회 정도 기준에 맞는 생선을 섭취한 산모의 경우 아기의 대사장애가 유의하게 적게 나타났습니다. 그러나 생선 섭취량이 기준치보다 많아 수은 농도가 높은 엄마에게서 태어난 아기는 대사장애 점수가 높아지는 현상을 보였습니다. 즉, 생선을 섭취하는 것은 여러 건강상의 이점이 있어 권장할 수 있으나 수은 농도가 높은 생선의 섭취는 피하는 것이 좋다는 것입니다.[107]

이에 우리나라에서도 2017년에 식약처에서 임신 중 생선 섭취에 대한 권고문을 낸 바 있습니다.[108] 다른 나라에서는 생선 섭취를 주의해야 하는 대상자로 임신을 준비하는 여성, 임산부, 수유부, 11세 이하의 어린이를 잡은 반면, 우리나라의 권고문은 임산부, 수유부, 10세 이하 어린이를 기준으로 잡아, 임신을 준비하는 여성은 대상에서 제외한 바 있습니다.

---

107 Stratakis N et al. 〈Association of Fish Consumption and Mercury Exposure During Pregnancy With Metabolic Health and Inflammatory Biomarkers in Children〉. 《JAMA Netw Open》. 2020 Mar 2;3(3):e201007.
108 식품의약품안전처. 〈생선 안전섭취 가이드〉. 2017. 06. https://www.mfds.go.kr/brd/m_227/view.do?seq=27865

구분	메틸수은 평균 함량 (μg/g)	종류
일반 어류	0.04	갈치, 고등어, 꽁치, 광어, 넙치, 대구, 멸치, 명태, 민어, 병어, 우럭, 삼치, 숭어, 전어, 조기 등
참치통조림 (가다랑어)	0.04	가다랑어
다랑어류	0.21	참다랑어, 날개다랑어, 눈다랑어, 황다랑어,
새치류	0.52	백다랑어, 점다랑어, 황새치, 돛새치, 청새치, 녹새치, 백새치, 몽치다래, 물치다래
상어류 등	0.27	칠성상어, 얼룩상어, 악상어, 청상아리, 곱상어, 귀상어, 온상어, 청새리상어, 흑기흉상어, 금눈돔, 다금바리, 붉평치, 먹장어, 은민대구 등

표 15. 생선별 메틸수은 평균 함량
주황색 칸에 있는 생선은 섭취를 특히 주의해야 합니다.

흔히 시중에서 사 먹는 참치 캔은 대부분 가다랑어입니다. 가쓰오부시 역시 가다랑어로 만들어집니다. 날개다랑어나 황다랑어는 가다랑어보다 메틸수은 함유량이 5배 이상 많은데, 이 생선들도 참치 캔에 사용되는 경우가 있다고 합니다.

참치 횟감은 주로 참다랑어로 가격이 가장 비싸며, 그 외의 황다랑어, 눈다랑어, 황새치, 청새치, 백새치(백마구로/흰색 참치) 등이 참치 횟감으로 사용됩니다. 보통 저가의 회전 초밥집이나 저가 횟집에서 사용되는 참치회들은 참다랑어나 황다랑어가 아니라 청새치나 백새치가 많다고 하는데, 메틸수은 함유량이 다랑어류에 비해 두 배 이상 많아 주의를 요합니다.

상어는 흔하게 먹는 요리는 아니지만 상어지느러미 요리는 중식당에서 흔히 접할 수 있습니다. 경북 영천 지역 등에서는 잔칫상이나 제사상에 상어 고기를 올리기 때문에, '돔배기'라는 요리로 접할 수 있습니다. 2010년 국립환경과학원에서 혈중 중금속 농도를 분석한 결과에서는 경북 영천시와 인근 주민의 혈액 속에서 수은 농도가 전국 평균의 4배 수준으로 높게 검출된 바도 있으며, 이는 해외 논문에 발표되었습니다.[109]

먹장어는 우리가 곰장어라고 부르는 것입니다. 금눈돔은 주로 조림, 구이, 초밥 등으로 사용되며, 붉평치는 만다이, 꽃돔이라고 불리는 생선으로 참치 횟감 대용으로 사용되거나, 구이, 튀김 등으로 요리된다고 합니다.

2007년 식약처에서 발간된 〈생선 안전섭취 가이드〉에 따르면, 임신, 수유 중인 여성은 일반 어류와 참치 통조림을 일주일에 400g, 다랑어, 새치류 및 상어류는 100g 이하 섭취를 권고하였습니다. 유아 및 10세 이하 어린이의 경우, 일반 어류나 참치 통조림 중에서 다양하게 섭취해도 되는데, 섭취량이 성인보다 적습니다. 일주일에 1~2세는 100g, 3~6세는 150g, 7~10세는 250g 이하가 적당하며 특히 1~2세의 유아식에 사용되는 어류는 주의하여 선택해야 한다고 권고하였습니다.

109　Kiook B et al. 〈Increase of blood mercury level with shark meat consumption: A repeated-measures study before and after Chuseok, Korean holiday〉. 《Chemosphere》. 2023;140317,Volume344.

분류	섭취 권고량(g/주)			
	임신, 수유부	1~2세	3~6세	7~10세
일반 어류 및 참치 통조림	400	100	150	250
다랑어-새치류 및 상어류	100	25	40	65

표 16. 식약처에서 제시한 생선 안전섭취 가이드

가정용 참치 통조림 1개는 100~250g 정도입니다. 임신 수유부는 일주일에 제일 작은 캔으로 4개 이상은 먹으면 안 되고, 영유아는 일주일에 가장 작은 캔 한 개 정도만 허용됩니다.

참치 통조림뿐만 아니라 모든 통조림 안쪽은 화학물질을 이용하여 녹이 슬지 않게 처리가 되어 있습니다. 이 화학물질에는 비스페놀A가 포함되어 있어, 섭취 시 건강에 좋지 않으므로 되도록이면 통조림 섭취를 삼가는 것이 좋으며, 통조림을 통째로 가열해서 섭취하면 안 됩니다.

종류	근거
식이섬유가 많은 식품	중금속의 배출을 도움.
클로렐라	동물실험에서 수은 배출을 촉진시켰음.
황이 많은 식품	동물실험에서 수은 배출을 촉진시키고 카드뮴으로 인한 신장손상과 납으로 인한 산화손상을 감소시켰음. 마늘, 브로콜리, 양파 등.
고수	납 흡수를 감소시킴.
글루타티온	경구 섭취 시 중금속으로 인한 세포손상을 막음.[110]

110 Jozefczak M et al. 〈Glutathione is a key player in metal-induced oxidative stress defenses〉. 《Int J Mol Sci》. 2012;13(3):3145-3175.

황을 포함하는 아미노산	타우린, 메티오닌.
알파리포산	체내 중금속을 배출시킴.
셀레늄	수은 제거에 도움이 됨.[111]
Modified citrus pectin	중금속 독성을 74% 감소시킴.

표 17. 중금속 해독에 도움이 되는 식품과 영양소[112]

우리나라 민물고기의 수은 함량은 일반 어류와 비슷하여 일반 어류 섭취량과 같은 정도로 제한하면 됩니다. 다만 상위 포식자인 쏘가리나 끄리 등 크기가 크고 다른 생선을 잡아먹는 민물 어류는 섭취를 주의하는 것이 좋습니다. 우리나라 〈생선 안전섭취 가이드〉에서는 체내에 축적된 수은을 배출하는 데 도움이 되는 식품으로 마늘, 양파, 파 등 황을 많이 가지고 있는 식품과 미역 등을 권고하였습니다.

미국 식품안전처 권고문

미국 식품안전처에서 배포한 임산부 및 수유부 생선 섭취 권고문은 인터넷에서 검색이 가능합니다.[113]

---

111 Li YF et al. 〈Organic selenium supplementation increases mercury excretion and decreases oxidative damage in long-term mercury-exposed residents from Wanshan, China〉.《Environ Sci Technol》. 2012 Oct16;46(20):11313-8.
112 Sears ME. 〈Chelation: harnessing and enhancing heavy metal detoxification—a review〉.《ScientificWorldJournal》. 2013 Apr18;2013:219840.
113 미국식품안전처(Food and Drug Administration, FDA) 소비자 배포자료, 〈ADVICE ABOUT EATING FISH For Those Who Might Become or Are Pregnant or Breastfeeding and Children Ages 1 - 11 Years〉 https://www.fda.gov/food/consumers/advice-about-eating-fish

🐝 모유의 환경호르몬

엄마의 몸속에 있던 환경호르몬들은 모유를 통해서도 아이에게 전달됩니다. 모유에서 발견되는 환경호르몬에는 유기인산에스테르(Organophosphate Esters, OPEs), 다이옥신, 비스페놀, 파라벤, 벤조피렌, 트리클로산, 폴리염화비페닐(PCBs), 프탈레이트, 중금속 등등 여러 가지 종류가 검출되고 있습니다.[114-116] 모유의 환경호르몬들은 아이의 지능발달 저하, 행동장애, 비만, 당뇨, 생식장애, 암 등의 원인으로 작용할 수 있습니다.

2019년 노르웨이 공중보건 연구소에서 발표한 논문을 살펴보도록 하겠습니다. 이 논문은 2002~2009년 사이에 임신·출산을 시행한 2,606명의 노르웨이 산모와 아기를 대상으로 한 대규모 논문입니다.[117] 이들은 모유에서 약 27개의 환경호르몬을 검사하고, 아기의 발달을 추적검사하였는데, 모유에서 과불화옥탄술폰산(PFOS)과 Beta-HCH(Hexachlorocyclohexane) 수치가 높을수록 아기

114 Krysiak-Baltyn K et al. 〈Country-specific chemical signatures of persistent environmental compounds in breast milk〉. 《Int J Androl》. 2010 Apr;33(2):270-8.

115 Chen M et al. 〈Organophosphate ester metabolites in human breast milk determined by online solid phase extraction coupled to high pressure liquid chromatography tandem mass spectrometry〉. 《Environ Int》. 2022;159:107049.

116 Iribarne-Durán LM et al. 〈Biomonitoring bisphenols, parabens, and benzophenones in breast milk from a human milk bank in Southern Spain〉. 《Sci Total Environ》. 2022;830:154737.

117 Lenters V et al. 〈Early-life exposure to persistent organic pollutants (OCPs, PBDEs, PCBs, PFASs) and attention-deficit/hyperactivity disorder: A multi-pollutant analysis of a Norwegian birth cohort〉. 《Environ Int》. 2019;125:33-42.

가 주의력결핍과잉행동장애(ADHD)에 걸릴 확률이 높다고 하였습니다. ((OR)=1.77, 95% Confidence Interval(CI): 1.16, 2.72 and OR=1.75, 95% CI: 1.22, 2.53.)

모유 속의 환경호르몬이 높은 경우, 산후우울증의 발생이 증가한다는 연구 보고[118]도 있습니다. 우리나라 산모 221명을 대상으로 한 연구에서는 모유 내 트리클로산 수치가 높은 여성들이 산후우울증 발생 위험도가 유의하게 증가한다고 주장하였습니다. 산모가 아닌 경우에도 몇몇 환경호르몬들은 후성유전학적인 변화를 통해 우울증 발병에 기여한다고 알려져 있기 때문에[119] 이러한 주장은 신빙성이 있다고 볼 수 있습니다. 우울증이 있는 환자들에게서 유의하게 벤질부틸프탈레이트(Benzyl Butyl Phthalate, BBP) 혈장 농도가 높게 관찰되었으며, 양극성장애가 있는 여성(~500ng/ml)에서 남성(<10ng/ml)보다 벤질부틸프탈레이트 수치가 매우 높게 나왔다는 연구 결과는, 여성이 이러한 환경호르몬에 더 영향을 받을 가능성도 있다는 사실을 시사합니다.

---

118   Kim JH et al. 〈Impact of Endocrine-Disrupting Chemicals in Breast Milk on Postpartum Depression in Korean Mothers〉. 《Int J Environ Res Public Health》. 2021;18(9):4444.
119   Segovia-Mendoza M et al. 〈Environmental Pollution to Blame for Depressive Disorder?〉. 《Int J Environ Res Public Health》. 2022;19(3):1737.

환경호르몬과 염색체질환

최근 자연유산, 난임 환자가 증가하고 있습니다. 반복적인 유산 후 염색체 검사에서 이상 소견이 발견되는 일들도 많고, 큰 이상이 아니더라도 미세결손 같은 문제는 흔하게 나타나기도 합니다.

염색체이상은 유전적으로 발생하기도 하지만, 환경호르몬으로 인해 발생하기도 합니다. 2021년에 《국제환경연구와 공중건강》 저널에 리뷰 논문이 발표되었습니다. 4개국에서 참가한 리뷰 논문으로,[120] 환경호르몬에 노출되면 난자나 정자에 염색체이상이 발생할 수 있다는 내용을 자세하게 실었습니다.

염색체이상이란, 구조적 이상 혹은 염색체 수의 변화를 모두 포함하는 말입니다. 인간의 염색체는 총 22쌍으로, 한 쌍에 두 개의 염색체, 총 44개의 염색체를 가지고 있습니다. 여기에 2개의 성염색체를 가지고 있어서, 여성은 46,XX, 남성은 46,XY라고 표현합니다. 우리가 가지고 있는 22쌍의 염색체 중 한 쌍은 엄마에게서, 한 쌍은 아빠에게서 온 것입니다. 정자는 아빠 쪽의 염색체 22개와 성염색체 1개(총 23개), 난자는 엄마 쪽의 염색체 22개와 성염색체 1개(총 23개)를 가지고 있기 때문에, 이것이 합쳐져 수정란이 될 때는 46개의 염색체를 가지게 됩니다.

---

120 Amir S et al. 〈Endocrine Disruptors Acting on Estrogen and Androgen Pathways Cause Reproductive Disorders through Multiple Mechanisms: A Review〉. 《Int J Environ Res Pub Health》. 2021;18(4):1464.

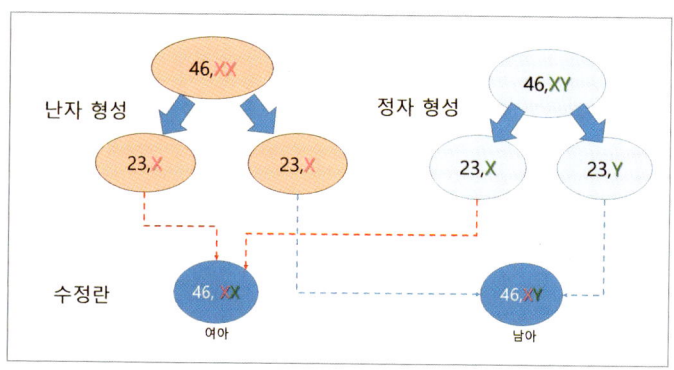

그림 27. 정상적인 난자와 정자의 형성과 태아 염색체의 결정 과정

정자나 난자가 만들어질 때 세포 내 염색체가 46개에서 23개로 줄어들기 때문에 이를 '감수분열'이라고 합니다. 염색체 비분리는 감수분열이 제대로 되지 않은 상태입니다. 반으로 나눠져야 하는 염색체가 분리되지 않아, 정자나 난자가 만들어질 때 한쪽의 염색체가 23개가 아니라 분리되지 않은 염색체가 더 오게 되는 것을 말합니다. 염색체 비분리가 발생하면 엄마 혹은 아빠에게서 염색체를 더 많이 받게 되어 염색체의 숫자 이상을 유발합니다. 환경호르몬은 이 감수분열 과정에 교란을 유발하여 염색체 비분리를 유발합니다.[117] 또 염색체의 구조를 결정하는 미세관의 조립에 타격을 주어 정자나 난자 생성 시 염색체의 구조적 이상과 숫자 이상을 유발할 수 있는데, 이는 태아의 발달 이상이나 반복 유산, 불임 등의 원인으로 작용할 수 있습니다. 염색체의 비분리가 성염색체에서 발생되면 태어나는 자녀들은 클라인펠터증후군이나 터너증후군 같은 성염색체이상으로 인한 질병을 가지고 태어나게 됩니다.

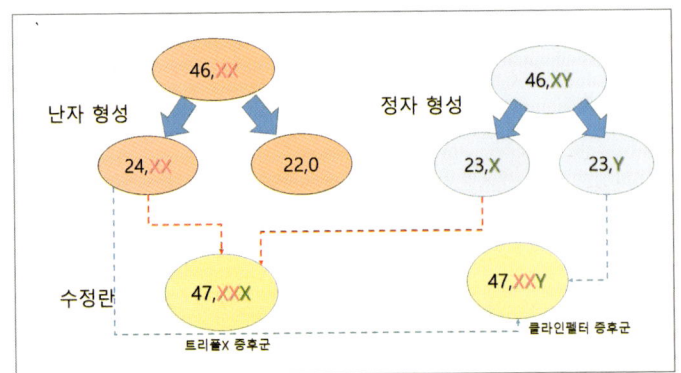

그림 28. 성염색체 비분리가 난자 생성 시 발생될 경우, 트리플X증후군과 클라인펠터 증후군이 발생할 수 있다.

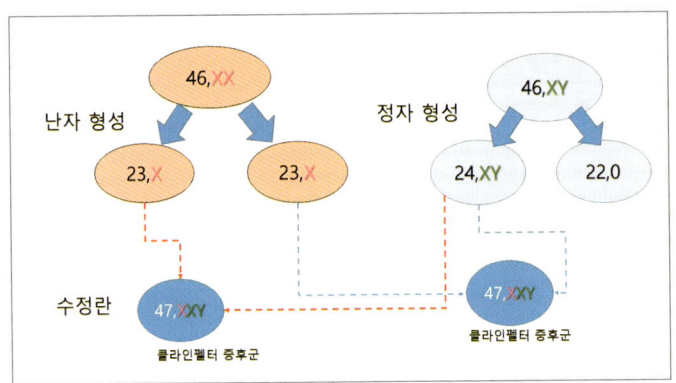

그림 29. 염색체 비분리가 정자 형성 시 발생될 경우, 클라인펠터증후군이 발생할 수 있다.

실험실 연구 결과에서는, 비스페놀A가 쥐와 선충류의 감수분열 과정에 결함을 유발하는 것으로 나타났습니다. 쥐의 정액관 세포를 비스페놀A와 함께 배양하면 감수분열과 관련된 유전자들에 이상이 나타나며, 염색체의 구조적 이상이 생길 수 있습니다.[121] 선충을 이용한 연구에서는 비스페놀A가 염색체의 이중나선이 파손되었을 때 회복을 방해하며 궁극적으로 손상된 비정상 생식세포를 만들어 낸다는 것을 보여 주었습니다.[122] 세포배양을 이용한 연구에서는 비스페놀A가 매우 낮은 농도에서도 세포 생성에 장애를 유발하는 것으로 나타났습니다.[123]

혈액 내 폴리염화비페닐(PCB)이나 디디티(DDT)의 농도는 염색체 비분리와 연관성이 있으며,[124] 불임 남성의 혈액 내 과불화화합물(PFC)의 존재는 염색체 비분리와 DNA 파편화와 직접적으로 관계가 있습니다.

DNA는 손상되었을 때 자가회복되는 시스템을 가지고 있는데, DNA의 손상은 특히 정모세포(정자가 되는 세포)에서 잘 발생합니다. 손상의 원인은 주로 산화손상이나 DNA의 메틸화 등인데, 손상 정자가 수정이 되면 아기에게 발달 이상이 나타날 수 있습니다. 수정란 역시 DNA 손상을 회복하는 시스템이 있으나 이는 매우 제한적입니다.

디디티, 폴리염화비페닐, 비스페놀A 등은 DNA 손상을 유발하여 불

121 Ali S et al. 〈Exposure to low-dose bisphenol A impairs meiosis in the rat seminiferous tubule culture model: A physiotoxicogenomic approach〉. 《PLoS ONE》. 2014;9,e106245.
122 Allard P et al. 〈Bisphenol A impairs the double-strand break repair machinery in the germline and causes chromosome abnormalities〉. 《Proc. Natl. Acad. Sci. U.S.A》 2010;107:20405-20410.
123 Aghajanpour-Mir SM. et al. 〈The genotoxic and cytotoxic effects of bisphenol-A (BPA) in MCF-7 cell line and amniocytes〉. 《Int J Mol Cell Med》. 2016;5:19-29.
124 McAuliffe ME et al. 〈Environmental exposure to polychlorinated biphenyls and p,p'-DDE and sperm sex-chromosome disomy〉. 《Environ. Health Perspect》. 2012;120,535-540.

임의 원인으로 작용할 수도 있습니다. 비스페놀A는 세포 내 활성 산소를 증가시켜 DNA 손상을 유발하며, DNA를 부러트리고 다른 곳으로 이동시키기도 합니다. 디디티 역시 DNA 손상을 유발합니다.[125] 여성호르몬은 활성산소의 생성을 저하시켜 세포손상을 막아 주는 기능을 하는데, 환경호르몬은 여성호르몬의 정상적인 활동을 방해하여 DNA의 손상을 촉진시킵니다.

이러한 연구 결과를 보면 엄마나 아빠가 유전자 검사에서 문제가 없더라도 난자나 정자가 만들어지는 과정에서 유전자에 문제가 발생할 수 있으며, 환경호르몬이 원인일 수 있다는 것을 알 수 있습니다. 그러므로 반복 유산, 난임 혹은 불임, 태아 염색체이상 같은 문제가 있는 경우, 부부 모두가 환경호르몬에 노출되지 않게, 그리고 환경호르몬을 원활하게 배출할 수 있게 지속적으로 노력해야 합니다.

---

125 Xin F et al. 〈Bisphenol A induces oxidative stress-associated DNA damage in INS-1 cells〉. 《Mutat Res Genet Toxicol Environ Mutagen》. 2014;769,29-33.

환경호르몬이 영향을 주는 산부인과 질환들

환경호르몬은 여성호르몬의 정상적인 신호체계에 영향을 주고, 여성호르몬 대사과정에 교란을 주며, DNA의 메틸화나 히스톤 조작 등의 후성유전학적인 변화를 유발하여 산부인과 영역의 각종 질병 유전자발현에 영향을 줍니다.[126]

환경호르몬으로 인해 발생할 수 있는 대표적인 산부인과 질환

• 다낭성난소증후군	• 난임
• 무배란	• 유산
• 자궁내막증	• 반복 유산
• 자궁근종	• 수유장애
• 자궁내막증식증	• 사춘기장애
• 자궁내막암	• 염색체 이수성(Chromosomal Aneuploidy)
	• 조기폐경

126 Laws MJ et al. 〈Endocrine disrupting chemicals and reproductive disorders in women, men, and animal models〉. 《Adv Pharmacol》. 2021;92:151-190.

다낭성난소증후군

　환경호르몬 연구를 하면서 제일 많은 관심을 가졌던 분야가 바로 다낭성난소증후군이었습니다. 외래에서 다낭성난소증후군이 있는 환자들을 보면서 치료의 한계를 많이 느꼈기 때문입니다. 아주 어린 나이에서부터 다낭성난소증후군이 있는 여성들도 많았습니다. 해 줄 수 있는 치료는 호르몬제를 복용하는 것뿐이었기 때문에 환자도 나도 지속되는 약물 처방에 지칠 때가 많았습니다. 약을 주는 입장에서도 '이 방법밖에는 없는 것일까? 다른 방법은 없을까?'라는 생각이 들 때가 많았습니다.

　그러던 중에 환경호르몬을 공부하게 되었고, 프탈레이트라는 화학물질에 대해 연구하게 되었습니다. 제가 처음 환경호르몬에 대해 공부하던 2010년만 해도 난소와 환경호르몬에 대한 연구가 많지 않았습니다. 하지만 최근 논문을 찾아보면 프탈레이트 이외에도 비스페놀이나 파라벤 같은 화학물질들이 다낭성난소증후군의 원인이 된다는 연구 결과들이 많이 보고되고 있습니다.

　환자분들을 보면 월경 초기에는 괜찮았다가 갑자기 체중이 늘면서 다낭성난소증후군이 생기는 분들이 있습니다. 임상적으로 이런 분들은 운동을 열심히 하고 체중을 감량하고 환경호르몬 바디버든을 하면 정상적인 생리주기가 돌아오는 경우들이 대부분입니다. 체중 감량 후 바디버든을 지속한다면 월경주기에 큰 문제가 없습니다.

　그러나 초경을 할 때부터 월경이 불순하면서 다낭성난소증후군이 있는 분들이 있습니다. 이 경우는 엄마 배 속에서 태아 상태일 때, 혹은 영유아 시기에 환경호르몬에 노출되어 발달단계의 난소 유전자가 후성유전학적인 손상을 받았을 가능성이 있습니다. 약을 먹고 경과를 지켜봐도 초경 때부터 생리가 불순했다는 분들은 예후가 좋지 않은 경우가 많았습니다. 아무리 운동이나 식이조절을 하고 바디버든에 힘써도, 정상적인 월경주기가 돌아오지 않는 경우도 있었던 것입니다. 만약 엄마 배 속에서 난자 기능에 손상을 입은 상태라면, 태어난 후에 노력하는 것이 치료적 효과가 적을 수도 있기 때문에 지속적인 약물치료가 필요할 수 있습니다.

2007~2022년 사이에 발표된 15개의 논문을 정리한 결과에 의하면 다낭성난소증후군이 있는 여성의 혈장과 소변, 혹은 난포액 내의 비스페놀A의 농도가 높게 나타났습니다. 비스페놀A가 높은 여성들은 인슐린 저항성이 나타났으며, 난소가 다낭성으로 바뀌었고, 빌리루빈 수치와 혈장 테스토스테론 수치가 높았습니다.[127]

---

127 Srnovršnik T et al. 〈Polycystic Ovary Syndrome and Endocrine Disruptors (Bisphenols, Parabens, and Triclosan)-A Systematic Review〉.《Life》. 2023;13:138.

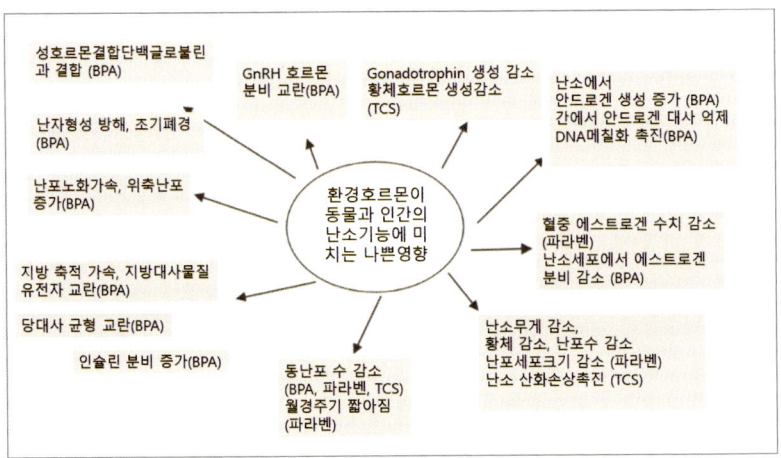

그림 30. 환경호르몬이 동물과 인간의 난소에 미치는 나쁜 영향[127]

BPA(비스페놀A), TCS(트리클로산), 파라벤(파라-하이드록시벤조산의 에스테르)

환경호르몬이 다낭성난소증후군을 발생시키는 원리는 한 가지가 아닙니다. 환경호르몬은 난소의 정상적인 기능에 꼭 필요한 호르몬과 대사 신호전달체계를 망가트리고, 신경호르몬의 교란을 유발하기도 합니다.[128] 또한 후성유전학적인 변화를 통해 배란과 관련된 유전자와 호르몬들의 작용을 방해합니다.

최근에는 장내미생물과 환경호르몬과의 연관성에 대해서도 많이 연구가 되고 있습니다. 환경호르몬이 여러 가지 인간의 질병과 난임성 질환을 유발하는 것이 확실한데, 그 경로 중 하나로 장내미생물이 대두되고 있는 것입니다. **환경호르몬은 장내미생물 교란(Dysbiosis)을 유발하는 원인 중의 하나로 생각되고 있으며, 이를 통해 인간의 여러 가지 질병을**

128　Evanthia Diamanti-Kandarakis et al. 〈Chapter 14 – Endocrine-disrupting chemicals and PCOS: A novel contributor in the etiology of the syndrome〉.《Polycystic Ovary Syndrome》. 2022:227-244.

유발하고 대를 이어 자손에게 전달된다고 여겨집니다.

이 이론을 기반으로 생각하면, 여러 가지 인간의 질병에 '야채와 통곡물, 저항성 전분을 많이 먹는 것'이 효과적인 식이요법으로 대두되는 이유를 이해할 수 있습니다. 장내미생물을 가장 건강하게 만들 수 있는 식이요법이 바로 그것이기 때문입니다. 이런 음식을 먹는 것은 자연스럽게 환경호르몬이 적은 음식을 먹어 노출을 줄이는 효과도 가져옵니다. 이러한 식이요법은 임신을 원하는 모든 가임기 여성과 임산부, 수유부가 각별히 신경 써야 하는 부분입니다. 인간의 육체는 하루아침에 만들어진 것이 아니라 수천 년을 거친 진화 과정에서 다양한 음식을 통해 스스로 건강을 유지할 수 있도록 만들어졌습니다. 그렇기에 과거 조상들이 먹었던 음식을 다시 돌아보고, 정제가 덜 된 음식을 섭취해 장내미생물을 건강하게 만들어야 우리의 건강을 유지할 수 있습니다.

성조숙증

2019년 우리나라 성조숙증 환자는 2014년에 비해 42% 증가했다는 보도가 있었습니다.[129] 성조숙증이란 이차성징이 빨리 나타나는 것으로, 여아는 8세 이전, 남아는 9세 이전에 이차성징이 시작되면 성조숙증으로 진단합니다.

---

129 배준열. 〈환경호르몬 노출 심각… 성조숙증 급증〉.《의사신문》. 2019. 05. 20. http://www.doctorstimes.com/news/articleView.html?idxno=207910

성조숙증 진단을 받은 41명 여아의 소변 내 비스페놀A 농도를 확인한 결과, 정상 사춘기인 47명의 여아들보다 유의하게 높은 농도를 보였으며, 이 중 비만인 아이들의 소변 내 비스페놀A 역시 정상체중인 여아들보다 유의하게 높게 나타났습니다.[130]

환경호르몬과 사춘기 발달에 대한 대규모 연구에서는 소변 내 페놀과 프탈레이트 수치가 높은 6~8세 여아 1,051명을 매년 확인했습니다. 2,5-디클로로페놀(탈취제, 훈증살충제, 나방방지제 등에 사용되는 1,4-디클로로벤젠의 대사산물, 염료나 특정 수지 합성에 사용됨) 수치가 높은 경우 초경 연령이 평균 7개월 빨라졌으며, 프탈레이트 수치가 높은 경우에는 초경 연령과 유방 발육 시기가 늦어졌습니다.[131]

난연제인 폴리브롬화디페닐에테르(PBDE) 같은 경우, 유방조기발육증과 관련이 있다는 보고가 있습니다.[132] 이탈리아에서 실시된 단면 사례 대조 연구에서는 유방조기발육증이 있는 여아의 혈청 내 PBDE가 특발성 중추성 성조숙증 여아들보다 더 높다고 나타났는데, 이것은 PBDE가 중추신경계의 호르몬 분비를 증가시키는 것이 아니라 유방조직 자체에서 여성호르몬과 같은 역할을 하기 때문으로 분석되었습니다. 그 외에도

---

130   Supornsilchai V et al. 〈Increased levels of bisphenol A (BPA) in Thai girls with precocious puberty〉. 《J Pediatr Endocrinol Metab》. 2016;29(11):1233-9.
131   Wolff MS et al. 〈Associations of urinary phthalate and phenol biomarkers with menarche in a multiethnic cohort of young girls〉. 《Reprod Toxicol》. 2017;67:56-64.
132   Windham GC et al. 〈Brominated Flame Retardants and Other Persistent Organohalogenated Compounds in Relation to Timing of Puberty in a Longitudinal Study of Girls〉. 《Environ Health Perspect》. 2015;123(10):1046-52.

다이옥신이나 폴리염화비페닐(PCB), 살충제 등이 사춘기 발달에 문제를 유발한다는 보고들이 있습니다.[133]

조기폐경

조기폐경은 40세 이전에 난소의 기능이 없어지는 경우로, 약 1% 정도에서 발생되며 이 중 3/4 정도가 원인불명입니다. 발생률은 30대에서 천 명당 한 명, 20대에서는 만 명당 한 명 정도입니다.[134] 알려진 원인으로는 터너증후군이나 취약X증후군 같은 것이 있으며, 수술이나 항암치료, 방사선치료의 후유증으로 발생하기도 합니다. 또 환경호르몬 중 2-브로모프로판이나 카드뮴 같은 중금속, 농약, 비스페놀A, 폴리염화비페닐 등이 조기폐경과 관련이 있는 것으로 알려져 있습니다.

스프레이나 화학약품 용해제에 들어 있는 2-브로모프로판(2-BP)은 호흡기나 피부 접촉으로 흡수되는데, 난자의 성장을 방해하여 불임의 원인이 되며 혈액조혈기능장애와 신경독성을 갖습니다. 또한 아기 난자들

---

133 Greenspan LC et al. 〈Endocrine disrupters and pubertal timing〉.《Curr Opin Endocrinol Diabetes Obes》. 2018 Feb;25(1):49-54.
134 Béranger R et al. 〈Occupational exposures to chemicals as a possible etiology in premature ovarian failure: a critical analysis of the literature〉.《Reprod Toxicol》. 2012;33:269-79.

의 세포사망과 위축을 유도하여 성숙한 난자가 생기지 못하게 합니다.[135]

카드뮴은 배터리 생산에 많이 사용되는데, 각종 플라스틱이나 세라믹, 에나멜, 유리의 색소 제작 시 사용됩니다. 카드뮴 노출이 많을수록 혈액 내 난포자극호르몬 수치가 높고 인히빈(난소호르몬의 일종) 수치가 감소하는데, 이는 모두 조기폐경에서 나타나는 혈액 변화입니다.[136]

농약 살충제에 사용되었던 메톡시클로르는 난소가 위축되도록 만드는 물질로, 난소 위축은 조기폐경 증상 중 하나입니다. 동물실험에서 태아의 성장장애와 골격계장애를 유발하기도 했습니다. 이 물질은 유럽에서는 2002년, 미국에서는 2004년에 생산 금지되었습니다.[137]

비스페놀A는 아기 난포의 수를 감소시킬 수 있으며, 프탈레이트는 난포 생성 장애를 유발하고, 저장 난포의 숫자를 감소시켜 조기폐경과 다낭성난소증후군의 원인이 될 수 있습니다. 프탈레이트는 반복 유산을 증가시키고 체외수정 성공률과도 연관이 있습니다. 소변 내 프탈레이트 농도가 높은 여성의 경우 화학적 임신율(혈액 검사에서 착상이 증명됨)은 증가하나 임상 임신율(태낭이나 태아 심박동이 확인된 임신)과 생존아 출생률은 유의하게 감소한다는 보고도 있습니다.[138] 폴리염화비페닐

135　Monteiro CS et al. 〈A critical analysis of the impact of endocrine disruptors as a possible etiology of primary ovarian insufficiency〉. 《JBRA Assist Reprod》. 2020 Jul;14;24(3):324-31.

136　Gallagher CM et al. 〈Cadmium, follicle-stimulating hormone, and effects on bone in women age 42-60 years, NHANES III〉. 《Environ Res》. 2010;110,105-111.

137　Armenti AE et al. 〈Developmental methoxychlor exposure affects multiple reproductive parameters and ovarian folliculogenesis and gene expression in adult rats〉. 《Toxicol Appl Pharmacol》. 2008;233,286-296.

138　Al-Saleh I et al. 〈Couples exposure to phthalates and its influence on in vitro fertilization outcomes〉. 《Chemosphere》. 2019;226:597-606.

(PCB) 역시 난포 발달에 영향을 줍니다. 난포액 내의 폴리염화비페닐의 농도가 높은 여성의 경우 아기 난포의 숫자가 유의하게 작으며, 체외수정 후 착상률과 생존아 출생률은 유의하게 적습니다.[139]

자궁근종

자궁근종은 가임기 여성의 20~30%에서 발생하는 매우 흔한 질환입니다. 2002~2013년 국민건강보험공단 100만 명의 자료를 확인한 결과, 전체 가임기 여성의 자궁근종 유병률은 2002년 0.62%에서 2013년 2.48%로 4배로 증가했으며, 45~49세에서 유병률이 계속 증가해 2013년에는 5.07%에 달했습니다. 가임기 여성의 자궁근종 11년 누적 발생률은 12.5%로 나타났습니다. 즉, 가임기 여성을 11년 동안 추적·관찰했을 때 12.5%가 자궁근종으로 진단받았다는 뜻입니다. 특히 35~39세, 40~44세 여성의 자궁근종 11년 누적 발생률은 각각 22.3%, 21.8%로 발생률이 매우 높은 질환입니다.

자궁근종의 발생의 고위험군[140]

근종 발생의 고위험군은 다음과 같습니다.

---

139 Bloom MS et al. 〈Persistent organic pollutants (POPs) in human follicular fluid and in vitro fertilization outcomes, a pilot study〉.《Reprod Toxicol》. 2017;67:165-173.
140 Jonathan S. Berek & Emil Novak.《Berek & Novak's gynecology》. 16[th]ed LWW; 16th edition. 2019. 4. 26.

- 나이가 많을수록 증가: 25~29세에서는 1,000명당 4.3명, 40~44세에서는 1,000명당 22.5명이 발생합니다.
- 가족력: 일촌 관계의 여성에서 근종이 있으면 발생률이 2.5배 증가합니다.
- 체중: 체중이 10kg 증가하면 발생률은 21% 증가합니다. 체지방률이 30%가 넘어가면 발생률이 높게 나타납니다.
- 식이: 육류를 많이 먹는 경우, 특히 붉은색 고기와 햄 등의 가공육을 많이 먹는 경우 근종 발생률이 증가하며, 초록색 야채를 많이 먹으면 발생률이 감소합니다.
- 운동: 일주일에 7시간 이상 강도 높은 운동을 하는 여성은 근종 발생률이 낮습니다.
- 임신력: 임신을 많이 한 여성은 근종 발생률이 낮습니다.

환경호르몬은 자궁근종 발생 위험도를 높이고 중증도를 높일 수 있는 것으로 조사됩니다. 환경호르몬은 세포의 염증반응을 증가시키고, DNA 손상을 유발하며, 후성유전학적인 변화를 유도합니다. 이를 통해 자궁근종 세포가 과다하게 증식하면서 세포의 자연사망이 감소되며, 근종이 커지게 됩니다.[141, 142]

근종의 발생과 중등도에 영향을 준다고 알려진 환경호르몬은 프탈레

---

141 Bariani MV et al. 〈The role of endocrine-disrupting chemicals in uterine fibroid pathogenesis〉. 《Curr Opin Endocrinol Diabetes Obes》. 2020 Dec;27:380-387.
142 Zota AR et al. 〈Phthalates exposure and uterine fibroid burden among women undergoing surgical treatment for fibroids: a preliminary study〉. 《Fertil Steril》. 2019;111:112-121.

이트, 파라벤, 페놀, DES, 농약, 트리부틸주석(Tributyltin) 등이 있습니다.[143, 144] 특히 프탈레이트인 디에틸헥실프탈레이트(DEHP)는 근종의 발생률과 중등도를 모두 증가시킵니다.[145, 146] 동물실험에서는 태생기(태아 시절)에 환경호르몬에 노출되는 것이 근종의 발생률을 높인다는 연구 결과도 있어 좀 더 자세한 연구가 필요한 분야로 생각되고 있습니다.

자궁내막증식증, 자궁내막암

자궁은 근육층과 자궁내막층으로 이루어져 있습니다. 자궁내막층은 생리혈을 만드는 부분입니다. 자궁내막층은 한 달에 한 번 두꺼워졌다가 생리혈의 형태로 떨어져 나옵니다. 이 생리혈에는 증식한 자궁내막 세포들이 포함되어 있습니다.

자궁내막 세포들이 증식하는 원인은 여성호르몬인 에스트로겐이 작용하기 때문입니다. 여성호르몬은 세포를 증식시키는 역할을 하며, 증식한 자궁내막을 단단하게 만들어 태아의 착상에 대비하게 만드는 호르몬은

---

143   Lee J et al. 〈Associations of exposure to phthalates and environmental phenols with gynecological disorders〉. 《Reprod Toxicol》. 2020; 95:19-28.

144   Lee G et al. 〈Exposure to organophosphate esters, phthalates, and alternative plasticizers in association with uterine fibroids〉. 《Environ Res》. 2020;189:109874.

145   Zota AR et al. 〈Phthalates exposure and uterine fibroid burden among men undergoing surgical treatment for fibroids: a preliminary study〉. 《Fertil Steril》. 2019;111:112-21.

146   Prusinski Fernung LE et al. 〈Endocrine disruptor exposure during development increases incidence of uterine fibroids by altering DNA repair in myometrial stem cells〉. 《Biol Reprod》. 2018;99:735-48.

황체호르몬입니다. 임신이 되지 않으면 여성호르몬과 황체호르몬이 수치가 동시에 감소하게 되고, 그 호르몬들의 감소가 신호가 되어 자궁내막이 생리혈이 되어 떨어져 나오게 됩니다. 만약 이 과정이 원활하게 진행되지 못하면 자궁내막이 떨어져 나오지 못하게 되고, 자궁내막 세포가 비정상적으로 증식하면서 내막이 두꺼워져 '자궁내막증식증'이 발생하게 됩니다.

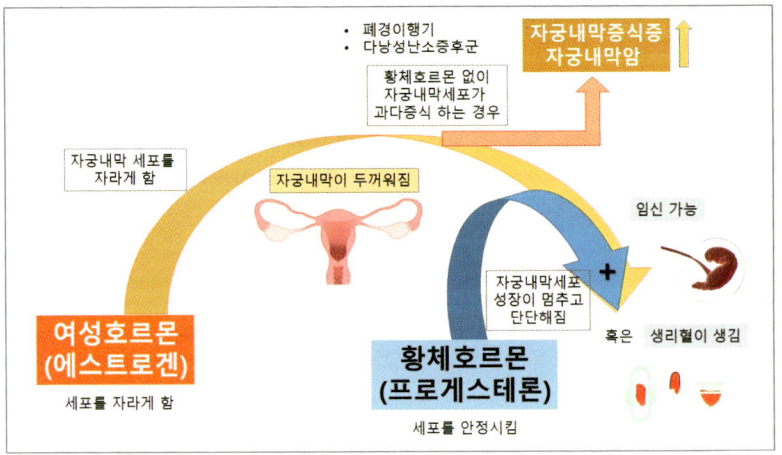

그림 31. 자궁내막증식증과 자궁내막암의 발생

모든 인체 내의 세포들은 그 수명이 다하면 자연적으로 죽어서 흡수가 되는데, 이것을 세포자연사(Apoptosis)라고 부릅니다. 만약 세포가 죽지 않는다면, 세포는 계속 분열하면서 점점 더 덩어리가 커지게 되고, 그 세포 본연의 기능을 하지 못하게 됩니다. 이렇게 죽지 않고 계속 증식하는 세포의 대표적인 예가 바로 '암'입니다. 자궁내막증식증 같은 경우에도, 자궁내막 세포가 비정상적으로 계속 증식하는 질환이기 때문에 심해지면 자궁내막암으로 발전할 수 있습니다.

가임기 여성에게서 자궁내막증식증이 발생하는 건 두 가지 경우가 가장 흔합니다. 하나는 다낭성난소증후군이 있는 경우이고, 또 하나는 폐경이행기인 경우입니다. 다낭성난소증후군이 있는 여성은 배란을 하지 않기 때문에 체내에 황체호르몬이 없는 반면 여성호르몬은 과다하게 가지고 있습니다. 그러면 자궁내막의 세포들이 과다증식하면서 자궁내막증식증이 생기고, 심한 경우 자궁내막암으로 발전합니다. 다낭성난소증후군 환자에게서 자궁내막증식증의 발생률은 질병이 없는 사람에 비해 2~3배 정도 증가하고, 자궁내막암의 발생률은 2.7~5배 증가합니다.

폐경이행기 여성 역시 마찬가지입니다. 폐경이행기에는 배란이 잘 안 되는 경우가 생기는데, 이로 인해 자궁내막이 생리혈로 되지 못하고 지나치게 증식하는 현상이 생깁니다. 그래서 폐경이행기에는 자궁내막증식증도 잘 생기고, 자궁내막암도 잘 생깁니다.

환경호르몬들은 체내에서 여성호르몬의 역할을 하고, 배란을 억제하여 자궁내막증식증과 자궁내막암의 발생에 관여합니다. 예를 들어 비스페놀A는 후성유전학적인 경로를 통해 자궁내막증식증의 발현에 영향을 준다고 알려져 있습니다. 벤조피렌을 포함하는 다환방향족탄화수소(Polycyclic Aromatic Hydrocarbon, PAHs)들은 수용체를 자극하거나 분자 수준의 반응 체계를 교란시켜 자궁내막증식의 발병에 관여합니다. 그 외에도 난연제의 원료에 사용되는 폴리염화비페닐(PCB), 폴리브롬화디페닐에테르(PBDE) 같은 것들과 알킬페놀(계면활성제 성분), 카드뭄 등이 자궁내막증식증과 자궁내막암의 발병 기전에 영향을 준다고 알려져 있는 환경호르몬입니다.[147, 148]

자궁내막증

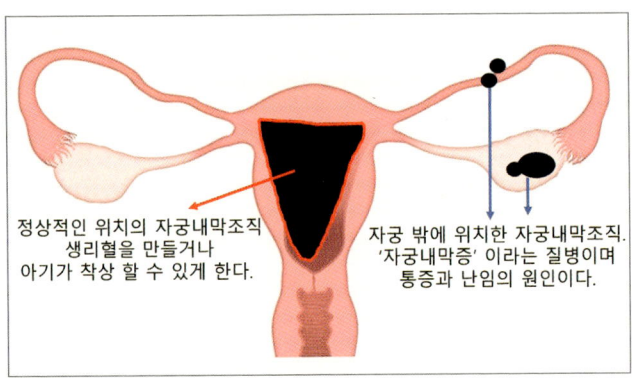

그림 32. 자궁내막의 위치와 자궁내막증

자궁내막증은 '자궁내막' 조직이 자궁 바깥에 존재하는 질병입니다. 생리혈을 만들어 내는 자궁내막 조직은 자궁의 중앙 부분인 자궁내막층에 위치하고 있습니다. 자궁내막 조직이 자궁이 아닌 난소나 나팔관 등에 붙어 있게 되면, 그곳에도 똑같이 생리혈을 만들어 내게 됩니다. 그러면

---

147 Caserta D et al. 〈Endocrine Disruptors and Endometrial Cancer: Molecular Mechanisms of Action and Clinical Implications, a Systematic Review〉.《Int J Mol Sci》. 2022 Mar 9;23(6):2956.

148 Wen HJ et al. 〈Exposure to endocrine disruptor alkylphenols and the occurrence of endometrial cancer〉.《Environ Pollut》. 2020 Dec;267:115475.

난소나 나팔관 같은 곳에 검은색 생리혈이 가득 찬 혹이 만들어집니다. 이 질환은 생리통이나 만성골반통, 난임을 유발하는 대표적인 질환으로, 삶의 질을 떨어트리는 만성질환입니다.

자궁내막증의 유병률은 나라마다 다른데, 미국에서 10% 정도로 조사되고, 만성골반통이 있거나 난임인 여성에게서 발견되는 빈도가 더 높습니다. 만성골반통 환자의 50%, 난임여성의 30~40%에서 자궁내막증이 발견된다는 보고도 있습니다. 자궁내막증은 초경이 빠르거나 생리주기가 짧은 여성에서 발생률이 높고, 생리 기간이 길거나 생리양이 많은 여성, 임신 경력이 없는 여성, 키가 큰 여성, 뮬러관 기형이 있는 여성에서 발생률이 높습니다. 아이를 많이 출산했거나 수유를 길게 하는 경우, 채식 위주의 식이습관, 운동을 많이 하는 여성에서는 자궁내막증 발생률이 감소합니다.[149]

자궁내막증 발생과 관련이 있다고 알려진 환경호르몬은 폴리염화비페닐, 다이옥신, 비스페놀A, 프탈레이트 등이 있습니다. 여러 역학연구와 실험연구에서 환경호르몬은 자궁내막세포의 염증 전 단계를 만들어 내고, 여성호르몬이나 프로게스테론, 프로스타글란딘의 세포 내 신호 경로를 교란시키며, 세포 생존과 자연사, 세포 이동, 침습, 자궁내막증 병변의 성장 등에 영향을 준다고 밝혔습니다. 즉 자궁내막증 질병이 발생하는 모든 단계에 관여합니다. 이 네 가지 환경호르몬은 하나씩 있을 때에도 자궁내막증 발생에 영향을 주지만, 같이 있으면 더 복합적으로 나쁜 영

---

149   대한산부인과학회.《산부인과학 지침과 개요》. 2021.

향을 줍니다.[150, 151]

유방암

유방암과 환경호르몬

유방은 여성의 상징과 같은 부위로, 이차성징의 시작과 함께 나타나는 부위입니다. 여성성을 상징하는 대표적인 부위이기 때문에, 유방에 암이 발생했다는 것은 여성들에게는 매우 심각한 공포를 불러올 수 있습니다.

유방암과 관련된 요소들은 여러 가지가 있습니다. 미국 질병관리청에서는 유방암의 고위험 요소를 '노력해도 바꿀 수 없는 요소'들과 '나의 노력으로 바꿀 수 있는 요소'들로 나눠서 설명합니다. 바꿀 수 없는 위험 요소들은 대표적으로 나이와 유전 성향 등이 있습니다. 최근 검사가 많이 진행되고 있는 BRCA1, BRCA2 유전자 검사가 그것입니다. 그 외에 초경을 일찍 한 경우나 늦은 폐경 연령, 고밀도 유방, 유방암이나 난소암의 가족력, 가슴이나 유방 쪽의 방사선치료 경력, 태아 시기 DES 약물에 노출 등이 여기에 속합니다.

150 Dutta S et al. 〈Endocrine disruptors and endometriosis〉.《Reprod Toxicol》. 2023 Jan;115:56-73.
151 Interdonato L et al. 〈Endocrine Disruptor Compounds in Environment: Focus on Women's Reproductive Health and Endometriosis〉.《Int J Mol Sci》. 2023 Mar 16;24(6):5682.

움직이지 않는 습관, 비만 혹은 폐경 후 비만, 폐경 후 호르몬치료, 첫 아이를 30세 이후 분만하는 경우, 수유를 하지 않은 경우, 임신력이 없는 여성, 알코올 섭취 등이 노력으로 바꿀 수 있는 위험 요소에 속합니다.[152] 즉 체중을 빼거나 운동을 많이 한다면, 첫 출산을 일찍 하고 수유를 하고 금주를 하면 유방암 발생 위험도를 낮출 수 있다는 것입니다.

최근 10년간 유방암과 환경호르몬에 대한 연관성이 밝혀지면서, 미국이나 유럽 쪽에서는 이미 유방암 예방을 위해 환경호르몬을 지속적으로 낮추도록 많은 교육과 계몽에 힘쓰고 있으며, 유방암을 진단받은 환자들을 대상으로 교육을 진행하고 있습니다. 가장 흔한 플라스틱 연화제인 비스페놀A, 디디티, 다이옥신 그리고 폴리염화비페닐(PCB) 등이 유방암 위험도를 올리는 대표적인 환경호르몬입니다.[153]

캐나다에서 조사된 한 연구[154]에서는, 직업적으로 환경호르몬에 노출되는 여성들이 유방암 발생률이 증가할 수 있다고 하였습니다. 일반 여성의 유방암 위험도가 1이라고 가정하면, 농업에 종사하는 여성은 유방

---

152 미국 질병통제센터(Centers for Disease Control and Prevention, CDC) 암 예방 및 통제 부서(Division of Cancer Prevention and Control). 유방암 기본 정보. "What are the risk factors for breast cancer?". https://www.cdc.gov/cancer/breast/basic_info/risk_factors.htm#:~:text=The%20risk%20for%20breast%20cancer,of%20breast%20and%20ovarian%20cancer

153 Calaf GM et al. 〈Endocrine disruptors from the environment affecting breast cancer〉. 《Oncol Lett》. 2020 Jul;20(1):19-32.

154 Brophy JT et al. 〈Breast cancer risk in relation to occupations with exposure to carcinogens and endocrine disruptors: a Canadian case-control study〉. 《Environ Health》. 2012;11:87.

암 위험도가 1.36으로 증가하였고, 플라스틱이나 고무를 이용하는 공장에서 일하는 여성의 위험도는 2.68, 음식 캔을 조제하는 공장에서 일하는 여성 위험도는 2.36, 금속가공업[155]에 종사하는 여성은 위험도가 1.73으로 나타났습니다.

폐경 전 여성만 본다면 가장 위험도가 높은 직업은 플라스틱이나 고무를 이용하는 공장에서 일하는 여성으로 위험도가 4.76배로 나타났고, 캔 제조업체에서 일하는 폐경 전 여성의 유방암 위험도는 5.70으로 매우 높게 나타났습니다. 술집이나 게임하는 곳에서 일하는 여성들의 유방암 위험도도 2.28배로 나타났는데, 이것은 이들이 간접흡연을 많이 하기 때문이라고 해석되었습니다.

2021년에 발표된 한 논문에서는 유방암과 환경호르몬의 연관성을 연구한 37개의 연구들을 살펴보았습니다. 이들 논문에 포함된 환경호르몬은 프탈레이트와 유기염소계 살충제, 중금속, 다환방향족탄화수소(Polycyclic Aromatic Hydrocarbon) 등이 포함되었습니다. 이 환경호르몬들은 다양한 경로로 암의 발생에 관여하는데, 세포의 신호 전달을 방해하고 후성유전학적인 변화를 유발하며, 세포의 단백질을 바꾸고 유전자 신호에 교란을 발생시켰습니다. 종양억제유전자를 억제해 결과적으로 종양 발생을 촉진시키면서 세포주기를 바꾸고 세포사망을 감소시키면서 과다증식을 유도해 암이 생기는 것에 관여했습니다. 유방암 환자의 혈액과 지방세포 안의 환경호르몬을 검사해 본 여러 연구에서 위의

---

155 주조, 금속 스탬핑, 제조 및 금속 가공을 포함하는 금속 작업으로 작업자가 지속적으로 금속 연기나 금속 가공 유체, PAH, 솔벤트 등에 노출됨.

환경호르몬들이 유방암이 없는 여성들보다 더 많이 검출되었습니다.[156]

환경호르몬은 유방암이나 자궁내막암 같은 심각한 질병과 여성에게 불임을 유발하는 자궁내막증, 자궁근종, 선근증, 다낭성난소증후군의 중요한 원인으로 생각되고 있습니다. 환경호르몬을 피하는 생활 습관은 나의 건강뿐만 아니라 나의 가족과 이웃의 건강을 지키는 소중한 습관입니다.

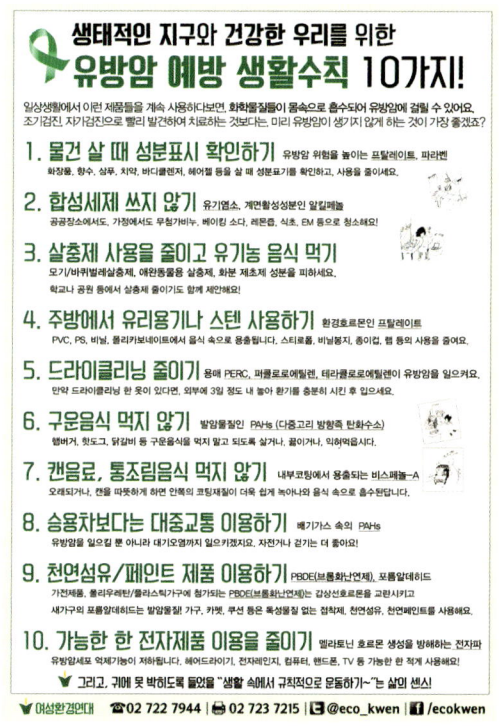

그림 33. 유방암 예방 생활 수칙(여성환경연대)

156 Priscilla Roberta SR et al. 〈Exposure to endocrine disruptors and risk of breast cancer: A systematic review〉. 《Critical Reviews in Oncology/Hematology》. 2021;103330,Volume 161

제3장

바디버든의
기본 원칙과 실행방법

바디버든이란 무엇일까?

　바디버든이란 독성물질에 대해 사용하는 단어로, 사람 몸속에 있는 독성물질의 총량 혹은 그로 인한 신체의 부담 정도를 의미합니다. 간단하게 말하면, 독성물질의 누적된 흡수량과 배설된 양의 차이라고 할 수 있습니다.

　환경호르몬에서 바디버든의 개념이 나온 이유는 <u>환경호르몬의 종류가 너무나 다양하며, 매일 다른 환경호르몬에 노출되고 있고, 많은 종류의 환경호르몬들이 서로 나쁜 영향을 주기 때문입니다. 즉 어느 한 환경호르몬의 농도를 측정하는 것이 의미가 없다고 보고, 전체 환경호르몬의 총량과 그로 인한 인체의 부담을 평가하는 것입니다.</u>

　환경호르몬이 몸에 들어오면 인체는 이것을 분해해서 내보내는 디톡스 과정을 진행합니다. 하지만 매일 여러 가지 환경호르몬이 몸 안에 들어온다면 이것들을 모두 디톡스하는 것이 불가능해집니다. 어떤 환경호르몬은 디톡스 과정 자체를 무력화하기도 하고, 몸속 지방과 결합하여 쉽게 빠져나가지 않기 때문에 몸이 부담하는 환경호르몬의 총량은 많아질 수밖에 없습니다. 이렇게 몸에 쌓여 있는 환경호르몬의 총량이 '환경호르몬의 바디버든'이라고 할 수 있으며, 이 '바디버든'이라는 용어는 '바디버든을 감소시키는 노력'이라는 뜻으로 사용되고 있습니다. 다이어트라는 단어가 '식이' 혹은 '식이요법'인데, 지금은 '체중감량을 위해 식이조절을 한다.'라는 뜻으로 사용되는 것처럼 약간 뜻이 확대되어 사용된다고 보시면 될 것 같습니다.

바디버든은 혼자서 하는 것이 아니다

2020년 《Reviews in endocrine and metabolic disorders》 저널에 환경호르몬을 피하기 위한 방법이 소개되었습니다.[157] 이 논문에서는 환경호르몬 노출을 피하기 위해 노력하는 것은 지금 당장 해야 하는 일이라고 강조하면서, 개개인이 할 수 있는 일과 정부에서 해야 하는 일을 구별하여 제시했습니다.

당장 문제가 되는 화학물질을 규제하고 대체물을 개발하고 상용화하는 것, 학교와 병원에서 지속적인 교육을 통해 환경호르몬에 대한 대중의 이해를 높이고 임신 중 그리고 영유아 시절의 노출이 어떠한 결과를 가져오는지에 대해 홍보와 교육을 하는 것이 중요합니다. 또한 임상의사들 특히 산부인과와 소아과, 내분비 의사는 환경호르몬에 대해 반드시 교육을 받아야 하고 인체 장기에 미치는 영향을 알고 있어야 합니다.

제초제와 살균제, 항생제, 살충제, 페인트와 화학물질을 다루는 직업을

---

[157] Yilmaz B et al. 〈Endocrine disrupting chemicals: exposure, effects on human health, mechanism of action, models for testing and strategies for prevention〉. 《Rev Endocr Metab Disord》. 2020 Mar;21(1):127-147.

가진 사람들 역시 이에 대한 교육을 받아야 하며 지나치게 노출되지 않도록 정부에서 신경을 써야 합니다.

개개인이 환경호르몬에 오염된 음식을 피하는 것, 화학물질을 흡입하거나 만지지 않는 것, 플라스틱을 피하는 것 등등이 모두 '바디버든'에 들어가는 원칙입니다.

환경호르몬 노출을 예방하기 위해 개개인이 해야 하는 권장 사항

- 임신한 여성은 화학물질을 만지거나 피부에 접촉하는 것, 호흡기로 들어오는 것을 주의합니다.
- 아이들이 화학물질에 노출되지 않게 주의합니다.
- 화학물질에 오염된 음식이나 물을 섭취하지 않습니다.
- 플라스틱, 노닐페놀, 석유제품 및 산업용 액체들은 태우지 않습니다.
- 플라스틱 용기에 뜨거운 음식이나 음료수를 담아 먹으면 안 됩니다.
- 따뜻하게 데운 우유를 플라스틱병에 담지 말아야 합니다.
- 환경호르몬으로 오염된 물에서 수영하거나 세수 등을 하면 안 됩니다.
- 환경호르몬을 만지거나 피부에 접촉시키지 말아야 합니다.

정부에서 해야 할 일

- 강, 호수, 바다가 화학물질로 오염되는 것을 방지해야 합니다.
- 먹는 물은 유기 염소 화학 물질의 관점에서 모니터링되어야 합니다.
- 음용수에서 환경호르몬을 검출하고 제거하기 위해 더 나은 수처리 기술을 개발해야 합니다.
- 환경호르몬으로 오염된 생선, 육류, 가금류 제품, 우유, 식수 등은 섭취를 금지합니다.
- 금지된 화학물질은 교육을 받은 직원이 수집하여 안전하고 적절하게 보관해야 합니다.
- 산업용 용제, 플라스틱 및 화학물질을 태워서는 안 됩니다.
- 페인트, 섬유 및 플라스틱 제조 공장의 화재 예방은 더욱더 철저히 확인합니다.
- 플라스틱 재료의 과잉생산 및 사용은 제한되어야 하며 규제가 있어야 합니다.
- 수영장과 식수 저장고는 염화물로 과도하게 처리하지 말아야 합니다.
- 어류, 육류, 유제품 및 가금류 제품은 환경호르몬으로 오염된 국가/지역에서 수입해서는 안 됩니다.
- 화학적으로 깨끗한 농업이(유기농) 촉진되어야 합니다.
- 환경호르몬이 환경을 오염시키는 것을 근본적으로 예방해야 합니다.
- 환경호르몬을 정화하는 기술을 개발해야 합니다.

표 18. 환경호르몬을 줄이기 위해 개인과 정부가 해야 할 일[157]

바디버든이 진짜 효과가 있을까?

SBS 스페셜에서 환경호르몬에 대한 〈바디버든〉 1, 2부 방송을 한 적이 있습니다. 이미 수 년 전 일이라, 기억을 못 하시는 분들도 계실 것 같습니다. 이 방송에서 생리통이 심한 여성들 26명을 대상으로 하여 환경호르몬 바디버든을 줄이기 위한 여러 가지 방법을 시도하고, 생리통이 정말 줄어드는지를 확인하는 실험을 진행했습니다. 사실 처음 해 보는 연구였고, 결과가 불확실한 것에 대한 불안감도 높은 연구였습니다.

체내 환경호르몬을 측정하고 바디버든을 위해 식이조절과 운동을 시행했습니다. 식이조절과 운동 교육 후에 지속적인 참여를 위해 모니터링 요원들이 붙어서 먹는 것과 운동량을 계속 체크했습니다. 생리통은 VAS라는 시각형 아날로그 척도(Visual Analog Scale) 방법을 사용했는데, 1부터 10까지 본인 스스로 통증 점수를 주는 방법입니다. 점수가 10에 가까울수록 통증이 심한 것입니다.

전체 여성의 통증 지수는 평균치가 바디버든 전에 4.7(±2.8)에서, 바디버든 후에 2.7(±2.5)로 의미 있게 감소하였습니다. 생리통은 자궁, 난소의 질병이 없는데도 나타나는 1차성 생리통이 있고, 근종이나 난소낭종 같은 질병이 있어서 생긴 2차성 생리통으로 구분됩니다. 참여한 여성들을 모두 초음파를 보고, 난소와 자궁에 질병이 있는지를 확인해서 1차성인지 2차성 생리통인지를 확인했습니다. 바디버든 후 생리통의 정도가 감소하는 정도는 자궁, 난소의 질병이 없는 1차성 생리통 환자에서 더 효과가 좋았습니다.

	통증 점수 (클수록 통증이 심하다)	
	바디버든 전	바디버든 후
1차성 생리통 환자	5.1 ± 2.2	*2.4 ± 2.1
2차성 생리통 환자	4.4 ± 3.3	3 ± 2.8

표 19. 바디버든 후 생리통 강도
* $P<0.05$, 바디버든 전에 비해 유의하게 감소

생리통 호전 그룹과 비호전 그룹의 차이

이 환자들을 다시 두 그룹으로 나누어, 바디버든 후 생리통이 좋아진 그룹(호전 그룹)과 변화가 없거나 더 나빠진 환자들(비호전 그룹)로 구분했습니다. 바디버든 전과 후의 프탈레이트 대사물질을 확인해 보니 호전 그룹은 변화가 없거나 약간 감소한 것에 비해, 비호전 그룹에서는 프탈레이트 대사물질이 증가한 양상을 보였습니다.

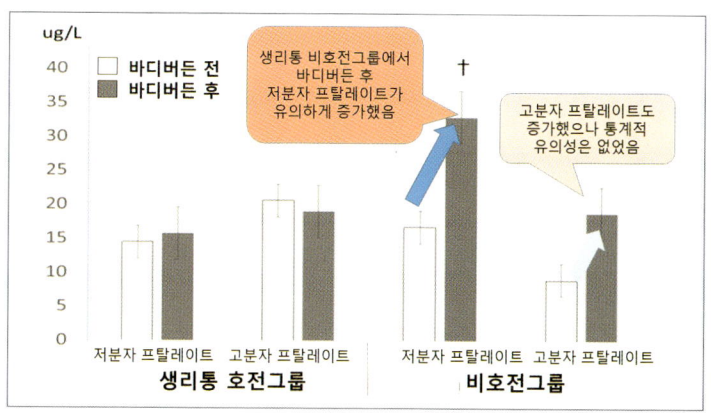

그림 34. 생리통이 호전되지 않은 그룹에서 프탈레이트 대사물질의 증가 소견

소변에서 측정한 비스페놀 대사물질 역시 비호전 그룹에서 바디버든 후에 유의하게 증가한 양상을 보였습니다. 반면, 호전 그룹은 바디버든 후 혈중 잔류성유기오염물질(Persistent Organic Pollutants, POPs)과 납 수치가 유의하게 감소한 것을 알 수 있었습니다. 비호전 그룹에서도 POPs와 납 수치는 감소하였으나, 통계적 의미 없이 미미하게 감소하였습니다.

즉, 다 같은 프로그램으로 바디버든을 해도 환자마다 실천율에 차이가 있어 결과가 조금씩 다르게 나타나는 것을 알 수 있었습니다. 그리고 바디버든을 통해 환경호르몬 수치가 감소한다면 생리통 같은 환자가 느끼는 증상도 개선될 수 있음을 알 수가 있었습니다.

자궁 건강을 지키기 위한 세 가지 원칙

산부인과 질환이 있는 여성들이 치료 혹은 재발방지를 위해 신경 써야 할 세 가지 포인트가 있습니다.

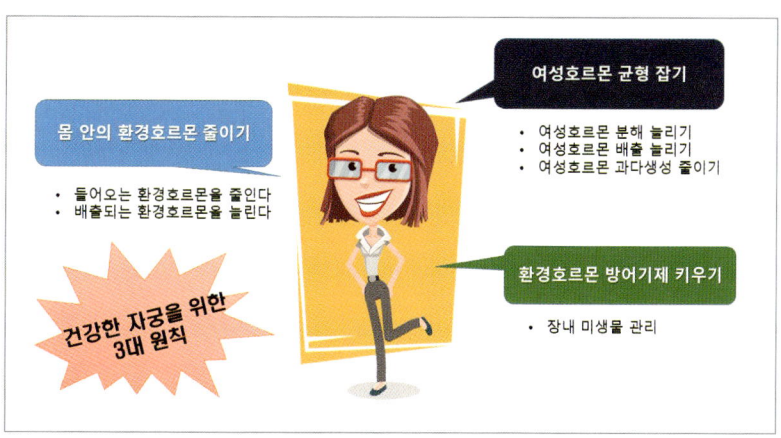

그림 35. 자궁 건강을 위한 세 가지 원칙

첫 번째는 몸 안 환경호르몬의 총량을 줄이는 것이고, 두 번째는 체내 여성호르몬의 균형을 잡는 것이며, 세 번째는 환경호르몬에 대한 방어기제를 키우는 것입니다. 환경호르몬의 총량을 줄이려면 몸 안으로 들어오는 환경호르몬을 줄이고 배출을 늘려야 합니다. 체내 여성호르몬의 균형을 잡아 지나치게 여성호르몬이 생성되는 것을 막으려면 여성호르몬이 원활하게 분해되어 배출될 수 있게 하고, 과다 생성되지 않게 조절해야 합니다. 또 체내에 환경호르몬이 들어왔을 때 이를 방어할 수 있는 방어기제를 키워야 하는데, 그것은 바로 건강한 장내미생물을 키우는 것입니다.

환경호르몬 바디버든

환경호르몬이 몸 안으로 들어오는 것 줄이기

환경호르몬이 몸 안으로 들어오는 경로는 크게 세 가지입니다. 먹는 노출, 호흡기 노출, 피부 노출입니다.

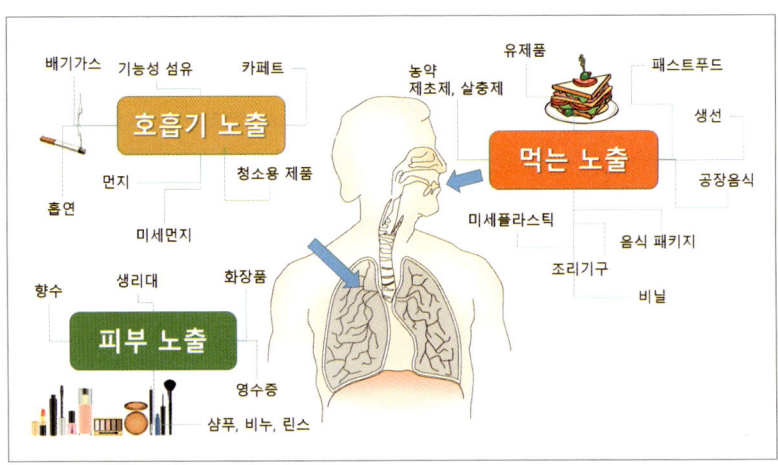

그림 36. 환경호르몬이 몸 안으로 들어오는 경로 세 가지

먹는 노출 줄이기

환경호르몬은 음식을 통해 몸 안에 들어오고, 생체 축적이 되기 때문에 되도록 음식 피라미드 아래쪽에 있는 식품을 택하는 것이 좋습니다. 음식 피라미드 위쪽에 있는 식품들은 더 많은 환경호르몬을 지방에 저장하고 있습니다. 아래 그림의 환경호르몬 음식 피라미드는 환경호르몬이 더 많이 들어 있을 수 있는 음식들을 피라미드 꼭대기 쪽에 배치하였습니다. 환경호르몬이 음식을 통해 체내로 들어오는 것을 막으려면 피라미드 아래쪽에 위치한 식품들을 중점적으로 섭취하면 됩니다.

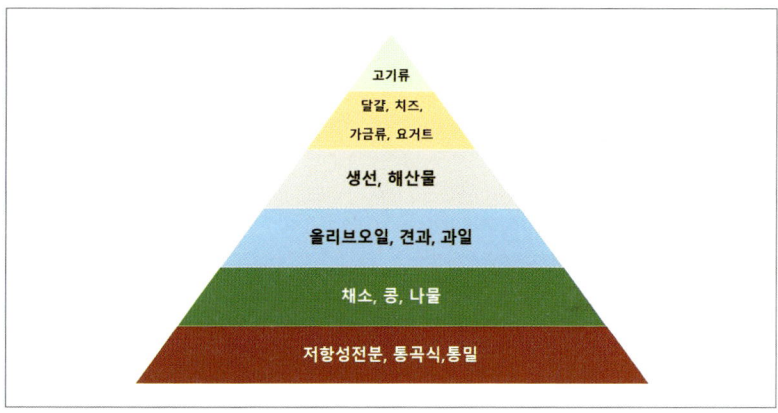

그림 37. 환경호르몬 음식 피라미드
피라미드 위쪽에 있는 식품은 되도록 적게 먹고, 아래쪽에 있는 식품을 더 먹어야 합니다.

✹ 고기와 유제품을 적게 섭취합시다.

고기를 되도록이면 적게 먹거나, 혹은 금지하는 것이 좋습니다. 고기를 먹을 때는 과다한 지방 부분을 잘라 내고 섭취하십시오. 환경호르몬은 소의 지방에 저장되었다가 우유로 나오기 때문에 유제품에서 검출될 수 있습니다. 유기농으로 풀을 먹여서 키운 소는 좀 더 안전합니다.

생선, 특히 등푸른생선은 뇌 발달에 도움이 되는 영양소를 가지고 있습니다. 그러나 지방이 많은 생선일수록 환경호르몬을 가지고 있을 가능성이 높습니다. 큰 생선은 작은 생선보다 먹이사슬에서 위에 있기 때문에 환경호르몬이 더 높습니다. 생선은 참치 같은 대형 생선보다 멸치류의 작은 생선이 더 좋습니다.

수은은 아이들의 뇌 발달에 치명적인 중금속입니다. 임신 수유 중인 여성과 어린아이들은 이런 생선의 섭취를 금합니다. 먹이사슬 위쪽에 있는 생선인 상어, 황새치, 강꼬치고기, 갯장어, 참치, 왕고등어 등이 여기에 해당합니다.

✱ 패스트푸드를 먹지 않습니다.

패스트푸드는 생산 제조 과정 및 포장 과정 등에서 더 많은 환경호르몬에 노출됩니다.[158] 패스트푸드를 많이 먹는 사람일수록, 체내 프탈레이트 농도가 높다는 결과도 보고되었습니다.[159]

---

158 Edwards L. et al. 〈Phthalate and novel plasticizer concentrations in food items from U.S. fast food chains: a preliminary analysis〉. 《J Expo Sci Environ Epidemiol》. 2022;32:366-73.

159 Zota A. R. et al. 〈Recent Fast Food Consumption and Bisphenol A and Phthalates Exposures among the U.S. Population in NHANES, 2003-2010〉. 《Environ Health Perspect》. 2016;124:1521-8.

✵ 유기농 식품을 섭취합니다.

농사, 특히 대규모 농사에는 살충제와 제초제 등이 많이 사용됩니다. 채소와 과일에는 항상 잔류농약이 있을 수 있습니다. 채소와 과일은 항상 잘 씻어야 하며, 껍질을 벗겨서 먹는 것도 좋습니다. 어떤 종류의 살충제들은 껍질 안쪽까지 들어가기도 하므로, 아예 유기농을 섭취하는 것이 더 안전하다고 할 수 있습니다.

✵ 환경호르몬이 들어있는 패키지를 피하세요.

플라스틱병, 플라스틱 식품 포장, 배달 용기, 패스트푸드 용기, 습기방지용 포장, 통조림은 사용을 자제합니다. 플라스틱 재활용 코드 3번이나 7번이 붙은 포장은 절대 음식에 사용하지 마세요. 음식 포장에 허용되는 1번이나 2번이라고 해도, 플라스틱 용기는 사용하지 않는 것이 가장 안전하며 특히 뜨거운 음식을 담았을 때는 1번이나 2번도 위험할 수 있습니다. 모든 플라스틱들은 정도의 차이가 있을 뿐이지, 만들 때 화학물질이 들어가며 표면에 손상을 입거나 음식과 접촉 시 환경호르몬을 방출합니다. 지금 전 세계에서 만들어지는 플라스틱 중에 환경호르몬으로부터 100% 안전한 플라스틱이란 존재하지 않습니다. 재활용 코드 1번, 2번, 5번은 음식물에 사용해도 되는 코드로 분류가 되어 있지만, 이러한 '안전하다고 알려진' 플라스틱과 심지어 비스페놀A free로 판매되는 플라스틱에서도 여성호르몬 유사 성분이 검출된다는 연구보고도 있습니다.[160]

---

160 Yang CZ et al. 〈Most plastic products release estrogenic chemicals: a potential health problem that can be solved〉.《Environ Health Perspect》. 2011 Jul;119(7):989-96.

플라스틱 재활용 코드 6번에 해당하는 일회용 컵이나 컵라면 용기, 테이크아웃 커피 뚜껑 등은 열에 약하여 가열 시 환경호르몬이 방출되므로 뜨거운 음식과 접촉하면 안 됩니다. 음식은 스테인리스나 유리, 도자기 등에 보관하시고 배달, 포장 시에는 포장지를 되도록이면 사용하지 않는 것이 좋습니다.

코드	명칭	특징	용도	위험성
♳ PETE	PET(PETE) 폴리에틸렌 테레프탈레이트	투명하고 가볍다. 가장 많이 재활용되며 독성에 매우 안전하다. 재사용 시 박테리아 번식 가능성이 높다.	생수병, 주스/ 이온음료 병 등	사용해도 좋음
♴ HDPE	HDPE 고밀도 폴리에틸렌	화학성분 배출이 없고 독성에 매우 안전하다. 전자레인지 사용 가능하다.	우유병, 영유아 장난감 등	사용해도 좋음
♵ V	PVC 폴리비닐클로라이드	평소에는 안정적인 물질이나 열에 약해 소각 시 독성가스와 환경호르몬, 다이옥신을 방출한다.	랩, 시트, 필름, 고무대야, 호스 등	사용하면 안 좋음
♶ LDPE	LDPE 저밀도 폴리에틸렌	고밀도보다 덜 단단하고 투명하다. 일상생활 사용 시 안전하나 재활용이 불가해 가급적 사용을 자제할 것을 권유한다.	비닐봉투, 필름, 포장재 등	사용해도 괜찮음

♻ PP	PP 폴리프로필렌	PP는 플라스틱 중 질량이 가장 가볍고 내구성이 강함, 고온에도 변형되거나 호르몬 배출이 없다.	밀폐용기, 도시락, 컵 등	사용해도 좋음
♻ PS	PS 폴리스티렌	성형이 용이하나 내열성이 약해 가열 시 환경호르몬 및 발암물질이 배출된다.	일회용 컵, 컵라면 용기, 테이크아웃 커피 뚜껑 외	사용하면 안 좋음
♻ OTHER	PC (기타 모든) 폴리카보네이트	PC는 가공과 내충격성이 우수해 건축 외장재로 주로 쓰임, 환경호르몬이 배출되어 식품용기로는 사용 불가	물통, 밀폐용기, 건축 외장재 등	사용하면 안 좋음

표 20. 플라스틱의 재활용 분류 코드
사용해도 좋다는 것이 환경호르몬이 안 나온다는 이야기는 아닙니다.[161]

☀ 미세플라스틱을 피하세요.

언택트로 주문 배달 음식을 시키는 사람이 많아지면서 아무래도 플라스틱 패키지에 들어간 음식들을 많이 먹게 됩니다. 플라스틱 식기나 패키지는 깨끗하고 투명하고 위생적으로 보이지만 그것을 사용하는 동안 입속으로 많은 미세플라스틱이 들어갑니다.

미세플라스틱의 90%는 배출이 되는데, 나머지 10%는 배출이 안 되고 몸 안에 남습니다. 매일매일 미세플라스틱을 먹게 되니, 결국에는 몸속

---

161 양지윤. 〈[알아봅시다] 투명한 플라스틱, 모두 똑같을까?〉. 《다음 디지털타임스》. 2017. 8. 24. https://v.daum.net/v/LiRItwJDIP?f=p

에 차곡차곡 쌓이게 되는 것입니다. 플라스틱 포장재에는 프탈레이트와 비스페놀A가 많이 함유되어 있습니다. 둘 다 유명한 환경호르몬으로, 갑상선질환이나 유방암, 불임이나 난임, 산부인과의 여러 질환들, 비만, 전립선질환 등과 관련이 있습니다.

비스페놀A는 조기 사춘기나 유방 발달, 유방암, 갑상선질환, 배란장애, 다낭성난소증후군, 비만을 유발하고 어린아이들의 뇌 발달을 저해합니다. 남성에게는 성욕 감소나 정자의 DNA에 손상을 주어 염색체이상 아이를 임신하게 만들 수 있습니다. 전립선질환이나 정자운동성에도 문제를 유발합니다.

플라스틱병에 들어 있는 물에서도 미세플라스틱이 많이 발견됩니다. 미국, 중국 등 9개국 11개 해외 브랜드 생수 검사 결과 에비앙, 네슬레퓨어라이프, 아쿠아, 산펠레그리노 등 유명 생수 93%에서 최대 1만 개 미세플라스틱이 검출되었습니다.[162] 이 미세플라스틱에는 폴리프로필렌, 폴리스틸렌, 폴리에틸렌 등이 들어 있었습니다. 흔히 플라스틱 속의 환경호르몬이 음식으로 옮겨 가는 것을 막으려면 플라스틱에 음식을 보관하지 말고 그 상태로 데우지 말라고 말합니다. 그러나 데우지 않고 플라스틱 패키지 안에 음식이 담겨 있는 것만으로도 미세플라스틱이 음식에 묻게 되고, 우리가 섭취할 때 몸 안으로 고스란히 들어가게 됩니다.

---

162 Mason SA et al. 〈Synthetic Polymer Contamination in Bottled Water〉. 《Front Chem》. 2018 Sep;11;6:407.

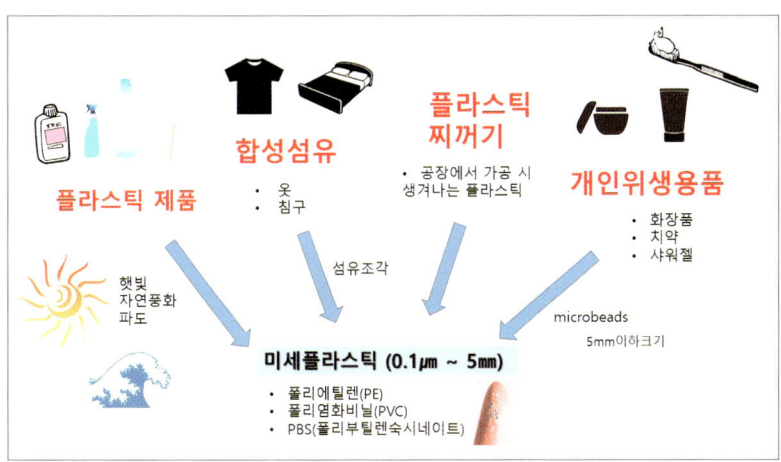

그림 38. 미세플라스틱의 생성

종이컵을 사용하는 습관도 버리는 것이 좋습니다. 종이컵의 코팅 물질에서 비스페놀A가 나온다고 하여, 비스페놀A free인 종이컵이 많이 사용되고 있는데, 이것들 역시 폴리에틸렌이나 폴리머 재질이 들어 있어 뜨거운 물을 부으면 물 100ml당 25,000개의 미세플라스틱이 15분 만에 용해되어 나갑니다.[163] 최근 논문에 의하면, 미세플라스틱은 컵 재질과 관계없이 폴리프로필렌(PP), 폴리에틸렌테레프탈레이트(PET), 폴리에틸렌(PE) 컵 모두에서 나타났으며, 찬물을 넣어도 미세플라스틱이 방출되었습니다.[164]

163 Ved Prakash Ranjan et al. 〈Microplastics and other harmful substances released from disposable paper cups into hot water〉. 《J Hazard Mater》. 2021;404:124118.
164 Samal RR et al. 〈Evidence of microplastics release from polythene and paper cups exposed to hot and cold: A case study on the compromised kinetics of catalase〉. 《J Hazard Mater》. 2023;454:131496.

최근 SNS에서 간편한 요리 방법들이 소개되면서 종이컵에 빵을 굽는 장면들이 나옵니다. 종이컵 안에 찬물을 부을 때도 미세플라스틱이 나오는데, 이를 가열하는 경우 비스페놀A와 미세플라스틱이 더 많이 나올 수 있습니다. 절대 해서는 안 되는 조리 방법이며, 특히 이런 방법으로 만든 음식은 절대 아이에게 주어서는 안 됩니다.

미세플라스틱은 당뇨, 내분비계 교란, 심혈관계합병증, 폐질환 등을 유발하며, 성장 및 생식계통의 문제를 유발할 수 있습니다. 10㎛ 이하의 미세플라스틱은 장에서 혈관으로 흡수되어 뇌나 간, 콩팥 등에 축적이 되고, 0.1㎛ 이하의 미세플라스틱들은 세포벽을 통과하여 태반을 거쳐 아기에게도 전달됩니다.

일상생활에서 미세플라스틱을 줄이는 방법은 다음과 같습니다.
- 합성섬유로 된 옷을 사지 마세요. 합성섬유나 기능성섬유는 세탁 시 많은 양의 플라스틱이 나옵니다. 1회 세탁 시 1백만 개의 미세플라스틱이 나온다는 연구 결과도 있습니다.
- 천연섬유로 된 제품을 사용합니다. 옷은 물론이고 집 안에서 사용하는 여러 패브릭들은 천연섬유를 사용합니다.
- 일회용 플라스틱 물건들은 사지도 말고 사용하지도 마세요.
- 대중교통을 이용합니다. 자동차 바퀴는 미세플라스틱을 공기 중에 엄청나게 방출합니다.
- 플라스틱이 없는 화장품이나 개인 위생용품을 사용하세요. 각질제거를 위한 플라스틱 마이크로비드가 화장품이나 치약 등에 들어 있을

수 있습니다. 작은 화장품 용기들은 재활용도 불가능합니다.
- 금연하세요. 매년 4조가 넘는 담배 필터가 버려집니다. 대부분의 담배 필터들은 플라스틱과 셀룰로스로 만들어져 있으며, 분해되는 데 10년 이상이 걸립니다.
- 생선 섭취를 줄이세요. 매년 바다에 버려지는 그물과 낚싯줄이 640,000톤이라고 합니다. 무분별한 어업을 줄이고 지속 가능한 낚시 관행을 지지해야 합니다.
- 일회용 종이컵은 피하는 것이 좋지만, 그렇다고 해서 플라스틱으로 된 다회용 컵이 더 좋은 것은 아닙니다. 플라스틱 컵들은 다회용으로 사용이 가능하지만, 사용 과정에서 미세플라스틱이 음료로 방출됩니다. 다회용 컵은 스테인리스나 유리, 사기로 된 컵을 사용하십시오.

✸ 조리 시 주의점

플라스틱 포장에 든 음식을 전자레인지에 돌리지 마세요. 판매되는 많은 식품들이 비닐이나 플라스틱에 담긴 음식물을 통째로 전자레인지에 돌리도록 안내합니다. 플라스틱 용기와 비닐은 전자레인지에 돌렸을 때 비스페놀A와 같은 화학물질이 녹아 나옵니다. 전자레인지에 돌려서 가열하여 먹으라는 설명서가 화학물질이 없다는 것을 의미하지는 않으며, 상대적으로 안전하다는 말이 미세플라스틱이나 화학물질이 전혀 안 나온다는 것을 의미하지는 않습니다. 플라스틱이나 비닐은 어떤 상태에서도 절대 음식과 함께 전자레인지에 돌려서는 안 됩니다. 음식들은 가열하기 전에 유리나 도자기 그릇 등으로 옮기시고, 전자레인지보다는 스테인리스 팬에 가열하는 것이 좋습니다.

✹ 논스틱 프라이팬을 사용하지 않습니다.

논스틱 프라이팬들은 과불화화합물(PFAS) 혹은 유사한 화학물질을 포함하고 있으며, 팬이 과열되거나 코팅이 깨진 경우 유해한 물질들이 음식으로 넘어옵니다. 스테인리스 스틸이나 유리, 무쇠 팬을 사용하시고, 논스틱 프라이팬은 절대 표면을 긁거나 태우지 마세요. 조리 시 아무리 주의를 해도, 결국 코팅된 부분들은 조금씩 손상되어 벗겨지고 있습니다. 사용하지 않는 것이 가장 안전합니다.

✹ 통조림을 가열하지 않습니다.

통조림은 되도록이면 섭취하지 않습니다. 통조림을 개봉한 후에는 가능한 한 한 번에 섭취하고, 남은 음식은 유리용기에 옮겨 담아 보관하십시오. 캔을 통째로 가열하면 비스페놀A가 용출될 가능성이 더 높아집니다. 최근 캠핑이 유행하면서 캔을 통째로 요리하는 영상들을 보게 되는데 매우 위험한 행동입니다. 캔은 절대 통째로 요리하면 안 됩니다.

피부 노출 줄이기

피부는 우리 몸에서 가장 넓은 면적을 가진 장기입니다. 어떤 종류의 화학물질들은 피부를 통해 흡수가 되는데, 화장품에는 유효 성분을 피부 장벽에서 통과시키기 위해 많은 화학 기술이 동원되고 있습니다. 화장품의 주 마케팅 대상이 20~40대 여성들임을 감안하면 흡수된 화학물질들은 2세에게 영향을 줄 수 있으며, 젊은 남성들의 정자에 영향을 줄 수 있다는 것을 알아야 합니다.

✹ 화장품 사용 시 주의점

- 화장품은 되도록이면 적게 사용합니다. 많이 사용할수록 노출 위험성은 증가합니다.
- 에코 혹은 유기농 표시가 있는 화장품을 사용합니다.
- 화학물질을 확인할 수 있는 애플리케이션을 사용합니다.
- 라벨을 꼼꼼히 확인합니다. 트리클로산이나 파라벤이 들어 있는 제품은 구매해서는 안 되며, 성분표시가 없는 화장품도 구매하지 않습니다.
- 향이 들어 있는 제품을 피합니다. 향이 추가된 제품들은 대부분 ○○향이 들어 있다고 표기하지, 향이 무엇으로 만들어졌는지를 표시하지 않습니다. 샴푸, 화장품, 향초, 화장지, 기저귀, 생리대 등 향이 포함된 제품들은 많습니다. 대부분의 향들은 합성향이며 프탈레이트가 포함되어 있습니다.

✹ 주의해야 할 화학물질

- 파라벤 – 화장품, 보디 크림, 헤어 제품이나 선크림 등에 방부제로 주로 사용되는 화학물질입니다. 유방암을 일으킬 수 있다는 보고가 있으므로 피하는 것이 좋습니다.[165] 메틸파라벤, 에틸파라벤, 페닐파라벤, 벤질파라벤, 펜틸파라벤, 이소프로필파라벤, 이소부틸파라벤, p-하이드록시벤조산 등으로 표기됩니다.
- 트리클로산 – 항박테리아 성분으로 항생물질이자 방균제입니다. 치

165　Hager E et al. 〈Minireview: Parabens Exposure and Breast Cancer〉. 《Int J Environ Res Public Health》. 2022 Feb 8;19(3):1873.

약, 향균 비누, 손세정제 등에 많이 포함되어 있는 환경호르몬입니다. 소변 내 트리클로산 수치가 높은 경우 정상 정자가 유의하게 적어진다는 보고가 있으며[166] 그 외에 갑상선 기능에 영향을 주거나 천식, 알레르기 발생률을 증가시키고, 자연유산율이 증가한다는 보고가 있습니다.[167]

- 과불화화합물(PFAS) - 치실에 들어 있을 수 있으며, 성분명에 PTFE로 표기됩니다.

☀ 생리대

일회용 생리대에는 프탈레이트, 비스페놀, 잔류농약 등이 있을 수 있습니다. 생리대 속의 인공 향은 알레르기유발물질로도 작용할 수 있으며, 과민 반응을 유발할 수 있습니다. 또한 프탈레이트를 포함하며 신경독성, 내분비 독성물질로 작용할 수 있습니다.

면 생리대의 경우, 면 속에 잔류농약이 있을 수 있습니다. 생리대를 표백하기 위해 클로린을 사용하기도 하는데, 클로린은 다이옥신의 부산물로 매우 강력한 환경호르몬입니다.

일회용 생리대 이외의 대안을 찾아봅니다. 면으로 된 빨아 쓰는 생리대나 실리콘으로 된 생리컵, 유기농 표기가 되어 있는 생리대 등을 사용할 수 있습니다.

---

166 Nassan FL et al. EARTH Study Team. 〈Urinary triclosan concentrations and semen quality among men from a fertility clinic〉.《Environ Res》. 2019 Oct;177:108633.

167 Weatherly LM et al. 〈Triclosan exposure, transformation, and human health effects〉.《J Toxicol Environ Health B Crit Rev》. 2017;20(8):447–469.

✹ 영수증

영수증은 비스페놀A에 노출되는 가장 흔한 경로입니다. 비스페놀A는 잘 알려진 환경호르몬으로 당뇨병, 유방암, 비만, 성조숙증, 정자 수 감소, 전립선암 등의 원인이 됩니다.

최근에는 비스페놀 프리 영수증을 사용하는 곳도 있지만, 비스페놀 프리는 비스페놀이 적게 나올 뿐이며 안 나오는 것은 아니라는 보고도 있습니다.[168] 영수증의 비스페놀로부터 안전하려면 영수증을 사용하지 않는 것이 가장 좋습니다.

- 영수증은 되도록이면 받지 않습니다. 전자 영수증을 받으세요.
- 영수증을 받았다면, 이것을 야채나 과일, 빵 등의 신선식품과 같이 두지 마세요.
- 영수증을 지갑 속에 넣지 마세요.
- 아이들이 영수증을 만지거나 입에 대지 못하게 하세요.
- 영수증을 만진 후에는 손을 씻는 것이 좋습니다.
- 계산원으로 일하고 있다면, 직장에서 사용하는 용지를 비스페놀 프리 혹은 전자영수증으로 바꿔 달라고 의견을 내세요.
- 계산원으로 일하고 있다면, 장갑을 끼고 일을 하고 음식 섭취 전 손을 반드시 씻으세요.
- 영수증을 종이 재활용함에 넣지 마세요. 재활용 시스템에 들어가면 비스페놀도 같이 순환하게 됩니다.

168 강찬수. 〈'비스페놀A 프리' 영수증, 일반 영수증과 얼마나 다를까〉. 《중앙일보》. 2019. 10. 18. https://www.joongang.co.kr/article/23607860

호흡기 노출 줄이기

✹ 청소 시 주의점

청소용품도 화학물질이 많이 사용되는 물품 중 하나입니다.

- 식초나 베이킹소다, 물, 비누 등을 이용하세요.
- 친환경, 에코라벨이 붙어 있는 제품을 사용하세요.
- 트리클로산이나 트리클로카반이 있는 제품은 피하세요.
- 합성향료가 들어 있는 제품을 피하세요.
- 탈취제, 방향제는 성분표시를 보고 고르세요.

실내 먼지에는 환경호르몬이 많이 들어 있을 수 있습니다. 청소용품 등에서 배출된 환경호르몬과 외부에서 들어온 환경호르몬, 음식 조리 시 발생되는 환경호르몬들이 실내 먼지에 섞여 있습니다. 먼지를 잘 닦아 내는 것은 실내 환경호르몬 노출을 줄이는 데 중요합니다. 진공청소기와 젖은 걸레를 이용하여 자주 먼지를 제거합니다. 마른걸레질은 도움이 되지 않습니다.

✹ 자주 환기를 시킵니다.

카펫은 사용하지 않는 것이 좋습니다. 카펫은 만들 때부터 환경호르몬이 들어가며, 먼지도 자주 낍니다. 카펫은 합성섬유로 되어 있는 경우가 많으며, 프탈레이트가 들어 있습니다. 얼룩방지나 오염방지가 되어 있는 카펫이나 소파 등에는 과불화화합물(PFAS) 같은 화학물질 처리가 되어 있습니다. 방수 처리 역시 PFAS로 이루어집니다.

천연 울이나 천연 펠트, 낙타모 등으로 되어 있는 카펫은 합성섬유로 된 것들보다 화학물질이 적게 들어 있습니다.[169]

✸ 옷, 섬유 고를 때 주의점

오염방지나 방수, 방염이 되어 있는 옷이나 섬유는 대부분 과불화화합물(PFAS)로 처리되었을 가능성이 높습니다. 이러한 천으로 커튼이나 소파, 방석을 만들면 실내공기가 환경호르몬에 노출됩니다.

- 불소화 방수제는 PFAS를 사용하기 때문에, 비불소 방수제를 사용한 옷을 고르십시오.
- 기능성 옷들은 PFAS-Free 표시가 되어 있는 옷을 고르십시오. 또한 유기농, 에코 표시가 있는 옷을 고르십시오.
- PFAS가 들어 있지 않은 방수 스프레이를 사용하는 방법도 있습니다. PFAS는 과거에 PFC라고 불렸기 때문에, PFC가 들어 있는 제품 역시 피해야 합니다.
- 시판되는 실 역시, 아크릴이나 나일론 섬유 같은 플라스틱을 포함합니다. 면실이나 양모실 같은 천연 실을 사용하는 것이 안전합니다.

❋ 환경호르몬 배출을 늘리세요.

대부분의 환경호르몬들은 물에 잘 녹지 않으며, 지방에 결합하는 성질을 가지고 있습니다. 체지방이 많은 경우, 체지방과 결합하여 잘 배설이

---

169   환경행동연대(Environmental Working Group, Washington, USA). 〈Healthy Living Home Guide〉. 'Carpet'. https://www.ewg.org/healthyhomeguide/carpet/

되지 않습니다.

프탈레이트는 인체 내 반감기가 12시간 정도로 짧은 편인데, 소변과 대변 모두로 배출이 가능합니다. 폴리염화비페닐은 반감기가 짧으면 6~7개월에서 길면 33~34개월 정도이며, 대사과정을 거쳐 대변과 소변으로 배설이 됩니다. 일반적으로 환경호르몬들은 반감기의 차이가 있으나 소변이나 대변으로 배설이 되며, 체지방 감량 시 지방이 분해되면서 같이 빠져나가기도 합니다.

- 물을 마시는 것은 변비 예방과 동시에 소변 배출을 원활하게 합니다. 어떤 종류의 환경호르몬들은 소변으로 배출되기 때문에 물을 자주 마셔서 소변을 자주 보는 것이 도움이 됩니다.
- 변비가 있는 경우 반드시 섬유소가 많은 음식을 섭취하고 원인을 찾아 치료하는 것이 좋습니다. 변비가 있으면 장내에 머무르는 시간이 많아져 섭취한 환경호르몬의 흡수율이 높아질 수 있습니다.
- 유산소운동으로 혈액순환을 증강시키는 것은 환경호르몬 배출에 도움이 됩니다. 혈액순환이 좋아지면 콩팥이나 간으로 가는 혈류량이 증가하고, 환경호르몬 배출을 촉진시킬 수 있습니다.
- 운동은 심박동이 평소보다 올라가 옆 사람과 대화하기 어려울 정도의 강도로 하는 것이 도움이 됩니다.
- 체지방, 특히 내장지방을 감량하는 것이 좋습니다.

여성호르몬 균형 잡기

음식으로 여성호르몬 조절하기

대부분의 산부인과 질환들은 여성호르몬인 에스트로겐에 의해 심해지는 양상을 보입니다. 여성호르몬이 나오지 않게 하면 산부인과 질환은 좋아지겠지만, 가임기 여성에게서 여성호르몬은 꼭 나와야 하는 호르몬입니다. 가임기 여성들은 대부분 난소에서 여성호르몬이 풍부하게 생산되는데, 여기에 특정 음식을 먹는 경우 체내 여성호르몬이 지나치게 과다해질 수 있습니다. 그러므로 음식을 조절하여 여성호르몬의 분비를 감소시키고 배출을 촉진시켜 산부인과 질환을 호전시키는 방법을 사용하면, 과다한 여성호르몬을 좀 더 건강하게 낮출 수 있습니다.[170]

대표적인 여성호르몬 의존성 질환

- 자궁근종
- 자궁내막증, 자궁내막증으로 인한 난소의 혹
- 자궁선근증
- 유방종괴, 유방암

꼭 기억해야 하는 것은, 식이요법이나 운동만으로 이미 발생한 질병을 치료하거나 병변을 없애는 것은 거의 불가능하다는 것입니다. 이런 방법

---

[170] Lord RS et al. 〈Estrogen metabolism and the diet-cancer connection: rationale for assessing the ratio of urinary hydroxylated estrogen metabolites〉.《Altern Med Rev》. 2002 Apr;7(2):112-29.

들은 보조적인 수단이며, 증상을 완화시키고 질병의 진행을 늦추는 데 도움이 될 수는 있으나 이 방법으로 질병을 완전히 없애는 것은 불가능합니다. 질병이란 조직학적인 변화가 발생된 것이고, 바디버든만으로 이 조직학적인 변화를 역행시킬 수는 없습니다. 따라서 현재 질병이 있다면, 질병의 치료는 수술적 처치나 비수술적 처치 혹은 약물치료와 병행하시고, 바디버든은 재발방지나 예방 목적, 치료의 보조수단으로 이용하시는 것을 권장합니다.

여성호르몬의 분해 과정

난소에서 만들어진 여성호르몬도 수명이 다하면 몸 바깥으로 배설되어 빠져나갑니다. 여성호르몬은 간에서 두 단계를 거쳐 분해되며, 분해 후에는 담즙에 녹여진 상태로 장을 통해 대변으로 빠져나갑니다.

1) 1단계 분해 단계

여성호르몬에 수산화기(Hydroxyl Group)가 붙는 수산화 과정이 1단계입니다. 유방암 연구에서는 여성호르몬이 수산화가 많이 될수록 유방암의 위험도가 감소된다고 하였습니다. 즉 수산화기가 붙은 여성호르몬은 분해가 잘되기 때문에 유방암 위험도가 떨어지는 것입니다. 여성호르몬 수산화는 간의 효소(Cytochrome p450)에 의하기도 하지만, 영양상태나 생활환경에 의해서도 영향을 받습니다.

규칙적인 운동, 아마인유(Flaxseed Oil), 오메가-3(Omega-3 Essential Fatty Acid), 인돌-3-카비놀(Indole-3-Carbinol)을 가지

고 있는 채소들(양배추, 브로콜리, 콜리플라워 등의 십자화과 채소들)은 여성호르몬을 수산화시켜 분해를 촉진시키는 데 큰 도움이 됩니다.

2) 2단계 분해 단계

여성호르몬을 배출 가능한 형태로 가공하여 담즙으로 내보내는 단계입니다. 이 과정에서 중요한 것은 글루쿠로니드 결합(Glucuronidation, 포합 과정)이라는 과정인데, 이것은 여성호르몬을 여성호르몬+글루쿠로니드로 만드는 과정입니다. 이 과정을 거치면 드디어 담즙으로 분비가 가능해집니다. 담즙에 섞여 장으로 내려간 후에는, 대변에 섞여서 몸 바깥으로 배출됩니다.

여성호르몬의 배출을 촉진시키는 방법은?

여성호르몬의 배출을 촉진시키는 방법은 동물성 지방의 섭취를 줄이는 것과 유산균을 먹어 좋은 장내세균을 공급하는 것, 칼슘-D-글루카레이트(Calcium-D-Glucuronate)를 섭취하는 것입니다.

칼슘-D-글루카레이트는 대장에서 여성호르몬이 재흡수될 때 필요한 효소를 억제시켜 여성호르몬의 배출을 도와줍니다. 칼슘-D-글루카레이트는 포유동물에서 생성이 거의 안 되는 D-글루타릭산에 염기가 붙은 형태로, 오렌지나 귤, 자몽 등의 시트러스 계열 과일에 풍부합니다.

좋은 장내미생물이 자랄 수 있도록 충분한 섬유소와 프리바이오틱스(유산균의 먹이)를 공급해 주는 것도 중요합니다. 아티초크, 브로콜리, 녹차, 마늘, 쪽파, 미나리 등도 여성호르몬의 배출을 촉진시키는 식품입니다. 매일 대변을 보는 것은 여성호르몬 배출에 있어서 가장 기본적인 것이므로 변비를 치료하는 것 역시 매우 중요합니다.

- 적절한 운동을 통해 신진대사를 증강시킵니다.
- 아마인유, 오메가-3를 섭취합니다.
- 양배추, 브로콜리, 콜리플라워 등을 많이 먹습니다.
- 동물성 지방의 섭취를 최대한 줄입니다. 유지방과 고기의 지방 모두 포함됩니다.
- 유산균을 먹습니다(홈 메이드 요구르트, 청국장, 낫토 등도 도움이 되며, 섬유소가 많은 나물과 잡곡밥, 잎채소를 먹습니다).
- 칼슘-D-글루카레이트(Calcium-D-Glucoronate)를 섭취합니다(알약으로 판매됨).
- 변비를 반드시 치료합니다.
- 아티초크, 녹차, 마늘, 쪽파, 미나리 등을 먹는 것도 도움이 됩니다.

표 21. 여성호르몬의 배출을 촉진시키는 방법

여성호르몬의 과다한 생성을 막는 방법

여성호르몬은 대표적으로 난소에서 만들어지지만, 체지방에서 방향화효소(Aromatase)라는 효소에 의해서도 만들어집니다. 적절한 양의 체지방은 여성스러움의 상징이지만, 지나친 양의 체지방은 여성호르몬의 생성을 촉진시켜 건강에 해롭습니다. 여성호르몬을 생성시키는 방향화효소는 특히 내장지방에 많습니다.

방향화효소가 활발해질수록 내장지방에서는 여성호르몬이 많이 만들어집니다. 방향화효소를 활발하게 만드는 물질은 농약이나 제초제 등의

환경호르몬들과 프로스타글란딘 같은 염증강화물질, 그리고 인슐린이 있습니다.[171]

인슐린은 두 가지 경로로 여성호르몬을 과다하게 증가시킵니다. 하나는 앞에서 설명한 방향화효소의 활성화이고, 또 하나는 세포 내로 들어가 여성호르몬을 증가시키는 것입니다. 여성호르몬은 성호르몬결합단백질(SHBG)과 결합하면 세포 안으로 들어가지 못하는 상태가 되어 자기 역할을 하지 못합니다. 즉 비활성화 상태가 되는 것입니다. 인슐린이 많아지면 성호르몬결합단백질이 감소하게 되고, 결국 결합되지 않는 형태의 자유 여성호르몬이 증가합니다. 자유상태의 여성호르몬은 세포 내로 자유롭게 들어가 결국 근종, 선근증, 자궁내막증, 유방종괴 등을 악화시킵니다.

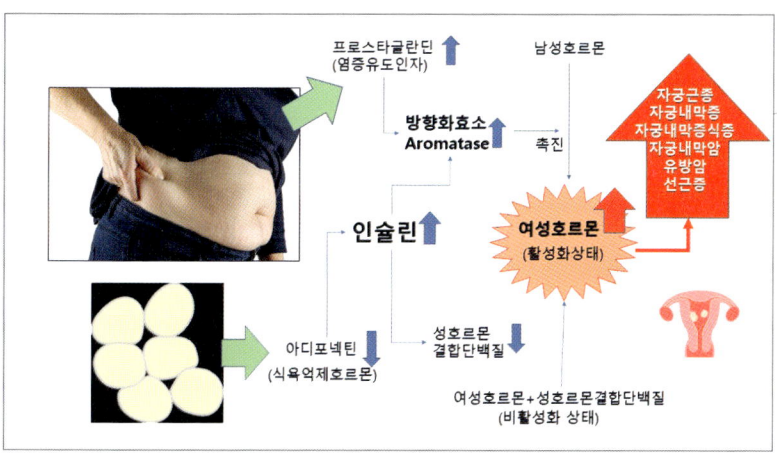

그림 39. 내장지방과 여성호르몬의 관계

171 Bradlow HL et al. 〈Effects of pesticides on the ratio of 16 alpha/2-hydroxyestrone: a biologic marker of breast cancer risk〉.《Environ Health Perspect》. 1995;103:147-50.

내장지방이 여성호르몬 생성에 관여한다.

첫째, 지방세포 안의 지방함량이 중요합니다. 세포 안에 지방이 꽉 차 있으면 아디포넥틴(Adiponectin)이라는 호르몬의 생성량이 감소합니다. 아디포넥틴은 식욕을 억제시키는 호르몬인데, 지방세포가 많아지면 이 호르몬은 줄어듭니다. 아디포넥틴의 감소는 혈중 인슐린 농도가 증가하는 원인이 됩니다. 인슐린은 앞의 설명처럼 자궁근종이나 자궁내막암 같은 산부인과 여성질환을 악화시킵니다.[172, 173]

둘째, 지방세포에서 프로스타글란딘 같은 염증 유도성 활성 인자들을 분비시킵니다. 프로스타글란딘은 지방 방향화효소의 활성도를 증가시켜 결국 체내 여성호르몬 생성이 증가됩니다. 많은 양의 여성호르몬은 다시 프로스타글란딘이 더 만들어지도록 하기 때문에 사태는 점점 더 악화됩니다.

체내 지방 중 대사 활동에 관여하는 지방은 내장지방입니다. 지방흡입으로 피하지방을 제거한다고 해서 대사 작용이 좋아지지 않습니다. 운동이나 식이요법을 통해 내장지방을 제거해야 합니다.

---

172 Hung-Sheng Chen et al. 〈Aberrant Serum Adiponectin Levels in Women with Uterine Leiomyomas〉. 《Gynecol Obstet Invest》. 2004;58(3):160-3.
173 Soliman PT et al. 〈Association between adiponectin, insulin resistance, and endometrial cancer〉. 《Cancer》. 2006;106:2376-81.

- 체지방, 특히 내장지방을 줄이고 정상체중을 유지합니다.
- 유기농을 먹어 몸 안으로 들어가는 환경호르몬을 감소시킵니다.
- 화학약품이 들어간 제품은 먹지도 말고 바르지도 말고 흡입하지도 않습니다. 플라스틱과 음식의 접촉을 최소화합니다.
- 닭, 소, 돼지 등 가축을 키울 때 들어가는 환경호르몬을 주의합니다.
- 몸 안의 염증반응을 감소시킵니다. 생선과 야채 위주의 지중해식 식단이 도움이 됩니다.
- 오메가-3를 섭취합니다. 오메가-3는 체내 염증반응을 감소시킵니다.
- 스트레스는 염증 유도성 활성 인자의 분비를 증가시키므로 피해야 합니다.
- 카페인 섭취는 스트레스호르몬의 수치를 증가시키며, 체내 여성호르몬 수치를 증가시킬 수 있으므로 주의합니다.
- 인슐린이 적게 분비되는 음식을 먹습니다(글라이세믹 인덱스(GI)가 낮은 음식을 먹어야 함).

표 22. 여성호르몬의 과다한 생성을 감소시키려면?[174, 175]

✸ 글라이세믹 인덱스와 글라이세믹 로드가 낮은 음식 먹기

식사에 포함된 탄수화물은 에너지를 내는 역할을 하기 때문에 식사의 중요한 구성 성분입니다. 탄수화물은 주로 과일이나 야채, 곡류, 견과류, 씨앗 등에 포함되어 있습니다. 한국인의 주식인 밥은 대표적인 탄수화물

---

174 Adlercreutz H et al. 〈Urinary estrogen profile determination in young Finnish vegetarian and omnivorous women〉. 《J Steroid Biochem》. 1986;24:289-296.

175 'Bradlow HL Nutrient modulation of female hormone metabolism: Modifying breast cancer risk'. In: 《Functional Medicine Approaches to Endocrine Disturbances of Aging》. Vancouver, British Columbia: Institute of Functional Medicine Proceedings; 2001.

식품입니다. 그 외 떡이나 빵 등의 탄수화물들은 포만감을 주면서 에너지를 내는 데 중요한 기능을 합니다.

탄수화물을 섭취해서 혈당이 올라가면, 이를 낮추기 위해 인슐린이 분비됩니다. 인슐린은 대사에 매우 중요한 호르몬이지만, 지속적으로 높은 수치로 유지되면 다른 호르몬 대사나 신진대사에 심각한 영향을 줄 수 있습니다.

고인슐린혈증으로 인해 발생되는 가장 큰 문제는 '인슐린 저항성'입니다. 인슐린이 분비되어도 몸에서 작용을 제대로 못하는 것을 말하며, 이 상태가 심해지면 당뇨병이 생깁니다. 인슐린은 앞에서 설명한 것처럼 방향화효소를 활성화시키고 세포 내로 들어가는 여성호르몬을 증가시켜 근종, 선근증, 자궁내막증, 유방종괴 등을 악화시킬 수 있습니다.

이러한 인슐린의 나쁜 영향을 막기 위해서는 글라이세믹 인덱스가 낮은 음식 혹은 글라이세믹 로드가 낮은 음식을 먹어야 합니다. 글라이세믹 인덱스란, 먹었을 때 혈당이 얼마나 올라가는지를 나타낸 지수입니다. 글라이세믹 인덱스가 낮다는 것은, 먹고 난 후에 혈당이 적게 올라간다는 뜻입니다. 쉽게 말하면 혈당에 영향을 적게 주는 음식이 되겠지요. 평상시에 내가 먹는 음식이 글라이세믹 인덱스가 높은지 낮은지 항상 확인하기는 어려울 수 있습니다. 이럴 때 가장 쉽게 선택하는 방법은 가공이 덜 된 음식, 섬유소가 많이 포함된 음식을 선택하는 것입니다. 이런 음식들이 글라이세믹 인덱스가 낮다고 보시면 됩니다.

글라이세믹 인덱스의 기준이 되는 것은 '글루코스'라는 당입니다. 이 당을 먹었을 때 혈당 상승을 100으로 생각하여 다른 음식들이 상대적으로 얼마나 혈당을 올리는지 표시합니다. 글라이세믹 인덱스 숫자가 적을수록 혈당을 적게 올리는 것이며, 대체로 이 숫자가 적을수록 몸에 좋습니다. 자연 그대로 도정을 거치지 않은 탄수화물은 글라이세믹 인덱스(이하 GI로 표시)가 낮습니다.

✷ 글라이세믹 로드가 낮은 식품 먹기

글라이세믹 로드(Glycemic Load)란 혈당에 미치는 영향을 종합적으로 판단한 수치입니다. GI보다 좀 더 발전된 개념입니다.

예를 들어 스니커즈의 GI는 55이고, 날당근의 GI는 47입니다. 이 숫자만 보면 두 개의 차이는 그리 크지 않습니다. 그러나 글라이세믹 로드(이하 GL)를 보면, 스니커즈의 GL은 19이며, 당근은 3 정도입니다. 즉, 스니커즈는 당근보다 3배 정도 혈당에 해로운 영향을 준다는 것입니다. 그러므로 GI뿐만 아니라 GL이 낮은 음식을 고르는 것도 중요합니다. GI는 55 이하, GL은 10 이하면 낮은 편이며, GI 70 이상, GL 20 이상은 높은 편으로 분류합니다.

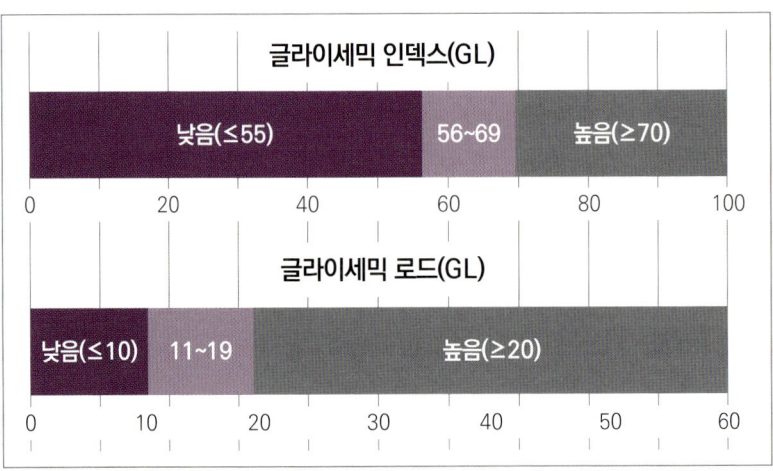

그림 40. 글라이세믹 인덱스와 글라이세믹 로드

글라이세믹 로드=(탄수화물 양(gm)×글라이세믹 인덱스)/100

☀ 저항성 전분이 많은 음식 섭취하기

글라이세믹 인덱스니, 글라이세믹 로드니 사실 복잡한 이야기입니다. 식품마다 표가 있기는 하지만 일상생활에서 삼시세끼 먹기도 힘든 바쁜 현대인들이 식사 때마다 그런 것을 따지면서 먹는 것은 힘든 일입니다. 하지만, 표를 찾아보지 않고도 일상생활에서 좀 더 건강한 음식을 찾을 수 있는 방법은 있습니다. 그것은 음식 중에 **저항성 전분**이 많은 음식을 고르는 것입니다.

저항성 전분은 위와 장에서 소화가 잘되지 않는 녹말로 대장에서 발효 과정을 거치면서 프리바이오틱스(유산균의 먹이)로 작용합니다. 즉 좋은 장내미생물이 많이 자랄 수 있게 해 주는 것입니다. 저항성 전분이 많을수록 글라이세믹 인덱스는 감소하기 때문에 저항성 전분이 많은 음식을

먹는 것은 혈당과 인슐린 분비에 좋은 영향을 줍니다.[176]

저항성 전분이 많은 식품은 대표적으로 콩과 통곡물이 있습니다. 둘 다 우리나라 사람들이 옛날부터 많이 섭취했던 음식입니다. 우리나라 전통 식단을 보면, 쌀은 현미나 잡곡밥을 주로 먹었고, 여러 가지 종류의 콩을 이용하여 밥과 반찬, 양념을 만들어 먹었습니다.

한국인이 사랑하는 식품 중에 글라이세믹 인덱스와 글라이세믹 로드가 모두 낮은 식품이 또 있습니다. 바로 '나물'입니다. 콩나물, 숙주나물, 시금치같이 마트에서 흔하게 구입이 가능한 대표적인 나물뿐만 아니라 취나물, 둥굴레, 쑥, 고사리, 방풍나물, 두릅, 다래순, 곤드레, 원추리, 유채, 달래, 씀바귀, 미나리, 고들빼기, 머위, 엉겅퀴, 민들레, 질경이, 참나물, 망초 등등 산나물이나 들나물이 모두 여기에 해당됩니다.

이 나물들은 혈당 조절에 도움이 될 뿐만 아니라 풍부한 식이섬유를 가지고 있는 프리바이오틱스로, 장내미생물 건강에도 매우 유익한 음식입니다. 산부인과 질환을 가지고 있는 여성들은 산나물과 들나물을 자주 섭취하는 것이 좋습니다.

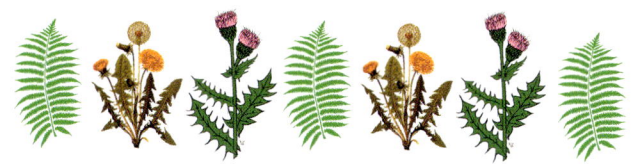

176 Eashwarage I et al. 〈Dietary fibre, resistant starch and in-vitro starch digestibility of selected elevencommonly consumed legumes (Mung bean, Cowpea, Soybean and Horse Gram) in Sri Lanka〉.《Res J Chem Sci》. 2017;07,27-33.

저항성 전분이 많은 식품으로는 씨앗이나 견과류도 있습니다. 땅콩버터가 지방을 태우는 데 도움이 된다거나, 포만감이 있어 식욕억제에 도움이 된다는 등의 이야기를 많이 들어 보셨을 것 같습니다. 저항성 전분은 녹색 바나나에도 많다고 하는데, 우리나라 사람들이 녹색 바나나를 먹을 일은 드물지 않을까 싶네요. 구하기 힘든 녹색 바나나를 찾는 것보다는 우리나라 산과 들에 흔하게 있는 나물을 많이 섭취하는 것이 더 쉽고 빠른, 그리고 더 자연스러운 방법이라고 생각됩니다.

환경호르몬에 대항하는 방패: 장내미생물

저항성 전분 이야기가 나온 김에, 장내미생물 이야기를 더 해 볼까 합니다. 장내미생물은 최근 떠오르는 핫이슈 중의 하나입니다. 히포크라테스가 이렇게 말했다고 하죠. "All disease begins in the gut."라고요. 모든 질병은 장에서 시작된다는 말입니다. 아니, 좀 더 정확하게 말하자면 '당신이 어떤 장내미생물을 가지고 있는지가 당신 건강을 결정한다.'라고 할 수 있을 것 같습니다.

'너무 과장된 거 아니야?'라고 생각하실 수 있을 듯합니다. 사실 저희가 '사람'이라고 생각하는 모습을 구성하는 데는 사람 유전자보다 훨씬 더 많은 미생물 유전자가 포함되어 있습니다. 사람 유전자 1개당 미생물 유전자는 150개 정도라고 하니, 미생물 유전자가 인간 유전자보다 150배가 많은 셈입니다. 사람 1명이 가지고 있는 미생물 수는 약 100조 개 정도로, 이 중 95%는 장에 위치하고 있습니다. 우리가 사람이라고 생각하는 나의 모습에는 사실 내 유전자보다 미생물이 더 많은 것이지요.

세포 수를 놓고 따지면, 사람 세포보다 1.3배 정도 미생물 세포가 더 많습니다. 사람 1명이 가지고 있는 미생물을 한 줄로 세우면, 지구를 2.5바퀴 돌 수 있을 정도이고, 한 사람 안의 미생물 무게만 2㎏ 정도라고 합니다. 정말 대단한 양입니다. 눈에 보이지도 않는 미생물이 2㎏이라는 거잖아요. 게다가 인간이 갖는 질병의 약 90%가 장내미생물과 관계가 있습니다.

장내미생물은 엄마 배 속에서부터 만들어집니다. 엄마의 미생물들이 양수를 통해 아기에게 전달됩니다. 출생 시에도 제왕절개를 했느냐, 자연분만을 했느냐에 따라 미생물은 달라집니다. 자연분만을 하면 엄마 질 내의 미생물들이 아기에게 전달이 되는 것이지요. 모유를 먹느냐, 분유를 먹느냐, 이유식은 어떤 것으로 하느냐, 성장기에 어떤 음식을 먹었느냐에 따라서 아기의 장내미생물은 달라집니다. 그리고 이때 결정되는 아기의 장내미생물이 아이의 평생 건강을 결정하게 됩니다.

옛날에는 아기를 키울 때, 엄마가 씹던 음식을 뱉어서 먹였던 적이 있습니다. 치아가 없는 아기들에게 이유식을 먹이는 방법이었지요. 비위생적이고 더럽다고 느낄 수 있지만, 이 방법은 장내미생물이 부족한 아이에게 미생물을 직접적으로 넘겨주는 방법이기도 했습니다. 구강 안에 구강 미생물이 있기 때문입니다. 물론 이 방법으로 나쁜 균도 넘어갈 수 있기 때문에 최근에는 이러한 방법으로 유아식을 먹이는 것이 금기시되고 있습니다.

어렸을 때 귀에 못이 박이도록 들었던 잔소리 '음식을 골고루 먹어라.'라는 말 역시 마찬가지입니다. 다양한 음식을 접해야 그 음식을 분해하는 다양한 미생물들이 장에 자리 잡게 되고, 미생물이 다양하게 있는 것은 그 사람의 면역과 건강을 결정짓는 데 매우 중요한 역할을 하게 됩니다.

장내미생물이 하는 일들은 너무나 다양해서, 사실 일일이 설명하기도 어려울 지경입니다. 갱년기에 일어나는 수많은 변화들도 장내미생물과 아주 밀접한 관계가 있고, 우리가 가족력이라고 생각하는 여러 질병들 역시 장내미생물 때문인 경우가 많습니다. 장내미생물은 인종에 따라, 지역에 따라, 성별에 따라 달라지는데, 같은 지역에서 비슷한 음식을 먹으면서 사는 가족들은 대부분 비슷한 장내미생물을 공유하기 때문입니다.

장내미생물과 산부인과 질환

여성호르몬이 배출되는 경로에 대해 위에서 설명을 드린 바가 있습니다. 여성호르몬은 간으로 가서 배출 가능한 형태로 가공된 다음, 담즙을 타고 장으로 배출됩니다.

그런데 장에 나쁜 장내미생물이 있는 경우, 배출된 여성호르몬을 다시 쪼개는 효소를 분비합니다. 쪼개진 여성호르몬은 재흡수가 가능하기 때문에 버려져야 하는 여성호르몬들이 버려지지 못하고 다시 몸 안으로 들어옵니다. 만약 장에서 버려지지 않고 재흡수되는 여성호르몬이 증가한다면, 결국 체내 여성호르몬이 높아집니다.

장내미생물의 교란이 여성호르몬 재흡수 효소를 증가시키고, 자궁내막증이나 유방암, 자궁내막암 발생의 원인으로 작용할 수 있다는 연구결과들이 있습니다.[177, 178] 환경호르몬은 그 자체가 여성호르몬의 역할을 하기도 하면서, 장내미생물을 교란시켜 여성호르몬 재흡수 효소를 증가시키는 원인으로 작용하는 것입니다.

그러면 여성호르몬 재흡수 효소를 분비하는 장내미생물은 어떤 것이 있을까요? 이 장내미생물을 없애고, 여성호르몬 재흡수 효소를 분비하지 않는 장내미생물만 키우면 산부인과 환자들에게 매우 좋을 것 같은데요? 이론적으로는 이렇게 하면 좋을 것 같지만, 실제로는 불가능합니다. 왜냐하면 여성호르몬 재흡수 효소는 거의 모든 장내미생물에서 분비가 될 수 있기 때문입니다.

---

177 Sui Y et al. 〈The role of gut microbial beta-glucuronidase in estrogen reactivation and breast cancer〉. 《Front Cell Dev Biol》. 2021;9631552.
178 Wei Y et al. 〈Gut dysbiosis-derived β-glucuronidase promotes the development of endometriosis〉. 《Fertil Steril》. 2023 May 12:S0015-0282(23)00241-8.

Genus	B-glucuronidase	B-galactosidase			
Collinsella	+	−	Coprobacillus	−	+
Edwardsiella	+	−	Coprococcus	−	+
Alistipes	+	+	Dorea	−	+
Bacteroides	+	+	Dysgonomonas	−	+
Bifidobacterium	+	+	Enterobacter	−	+
Citrobacter	+	+	Enterococcus	−	+
Clostridium	+	+	Eubacterium	−	+
Dermabacter	+	+	Fusobacterium	−	+
Escherichia	+	+	Hafnia	−	+
Faecalibacterium	+	+	Holdemania	−	+
Lactobacillus	+	+	Klebsiella	−	+
Marvinbryantia	+	+	Lactobacillus	−	+
Propionibacterium	+	+	Megamonas	−	+
Roseburia	+	+	Mitsuokella	−	+
Tannerella	+	+	Odoribacter	−	+
Actinomyces	−	+	Paenibacillus	−	+
Alistipes	−	+	Parabacteroides	−	+
Anaerostipes	−	+	Paraprevotella	−	+
Bacteroides	−	+	Pediococcus	−	+
Barnesiella	−	+	Porphyromonas	−	+
Bifidobacterium	−	+	Prevotella	−	+
Blautia	−	+	Pseudoflavonifractor	−	+
Butyricicoccus	−	+	Roseburia	−	+
Butyrivibrio	−	+	Ruminococcus	−	+
Catenibacterium	−	+	Staphylococcus	−	+
Cedecea	−	+	Streptococcus	−	+
Cetobacterium	−	+	Subdoligranulum	−	+
Citrobacter	−	+	Turicibacter	−	+
Clostridium	−	+	Weissella	−	+
Collinsella	−	+	Yokenella	−	+

그림 41. 여성호르몬 재흡수 효소를 분비하는 균주 리스트[179]

위의 그림을 보면, 여성호르몬 재흡수 효소는 우리가 좋은 균으로 알고 있는 비피더스박테리움이나 락토바실러스 같은 균주에서도 분비가 됩니다. 다행인 것은 여성호르몬 재흡수 효소가 항상 분비되는 것은 아니라는 것입니다. 여성호르몬 재흡수 효소는 내가 먹는 음식에 따라 분비가 될 수도 있고, 그렇지 않을 수도 있습니다.

---

179 Kwa M et al. 〈The Intestinal Microbiome and Estrogen Receptor-Positive Female Breast Cancer〉. 《J Natl Cancer Inst》. 2016 Apr 22;108(8):djw029.

자궁과 난소 혹은 유방에 질병을 가지고 있는 여성의 경우라면 당연히 여성호르몬 재흡수 효소를 적게 분비하는 것이 건강에 유리할 것입니다. **장내미생물들이 여성호르몬 재흡수 효소를 적게 분비하도록 만드는 방법은 바로 채식입니다.** 채식하는 여성의 대변에서 여성호르몬 재흡수 효소가 적게 발견되는 반면, 고지방식이나 고단백식이를 할수록 대변에서 여성호르몬 재흡수 효소가 더 많이 발견된다는 연구 결과가 있습니다.[180] 단백질을 적게 먹고 지방을 적게 먹을수록 여성호르몬 재흡수가 줄어든다는 것입니다.

실제로 채식하는 사람들과 그렇지 않은 사람들의 대변 내 미생물을 비교해 보면, 채식하는 사람들의 대변에서 더 많은 양의 여성호르몬이 배설된다는 결과도 있습니다.[181] 채식할 때 많이 섭취하는 저항성 전분 즉 섬유소들을 많이 섭취하면 똥보균으로 알려진 클로스트리듐 균주와 엔테로코커스가 감소하여 비만치료에도 효과가 있습니다. 식물에 많은 페놀의 섭취는 비피더스 유산균과 락토바실러스를 증가시켜 항염, 항병균 효과와 심혈관계 보호 효과를 나타냅니다. 섬유소가 많은 음식을 섭취하면 장내미생물에서 단쇄지방산(Short-Chain Fatty Acids, SCFAs)이 많이 생성되는데, 이 물질들은 면역을 증강시키고 우울증을 예방하며, 활력과 체력을 증강시키고 혈당조절과 심혈관계질환 보호 등 여러 가지

180　Reddy BS et al. 〈Effect of high-fat, high-beef diet and of mode of cooking of beef in the diet on fecal bacterial enzymes and fecal bile acids and neutral sterols〉. 《J Nutr》. 1980 Sep;110(9):1880-7.

181　Glick-Bauer M et al. 〈The Health Advantage of a Vegan Diet: Exploring the Gut Microbiota Connection〉. 《Nutrients》. 2014; 6(11):4822-38.

유익한 기능을 합니다.[182]

장내미생물의 인종별 차이

우리는 엄마의 장내미생물을 이어받으며, 영유아 시기에 어떤 음식을 먹고 자랐는가에 따라 주 미생물이 결정됩니다. 건강한 엄마가 낳은 아기가 건강하고, 어릴 때 편식 없이 여러 음식을 골고루 잘 먹은 아이가 더 건강한 것에는 다 이유가 있습니다. 좀 더 다양하고 건강한 미생물을 장에 가지고 있기 때문입니다.

장내미생물은 마치 지문처럼 사람마다 다 패턴이 다르지만, 그래도 사는 지역별로, 인종별로 유사성을 가지고 있습니다. 먹는 음식이 비슷하기 때문입니다. 우리는 흔히 우리나라에서 자란 농축산물이 우리나라 사람들에게 더 '체질적으로' 맞다고 이야기합니다. 그것이 우리 조상들이 먹던 음식이기 때문이고, 그 음식에 우리 조상들의 장내미생물이 맞게 조정되어 있기 때문입니다.

우리가 장내미생물에 관련된 여러 논문들을 볼 때 외국의 결과를 무조건 맹신해서는 안 되는 이유도 여기에 있습니다. 지역별로, 인종별로 장내미생물은 다른 패턴을 보이기 때문에 스위스 무슨 장수 마을에서 많이 먹는 요구르트가 우리나라 사람들에게 꼭 좋다고 보장할 수 없는 것입니다.

---

182 Tomova A et al. 〈The Effects of Vegetarian and Vegan Diets on Gut Microbiota〉.《Front Nutr》. 2019 Apr 17;6:47.

우리 조상들은 예로부터 탄수화물을 많이 먹었으며 단백질이나 지방의 섭취는 많지 않았습니다. 반찬으로는 섬유소가 많은 음식들과 발효 음식을 다량으로 섭취했습니다. 발효 음식은 여러 가지 균주들을 가지고 있었고, 알레르기가 있을 수 있는 콩과의 식물들을 분해해서 흡수하기 좋게 가공해 주는 역할을 했습니다. 조상들은 그렇게 식물성 단백질을 고기 대신 섭취했습니다. 섬유소와 발효 음식들은 배 속에서 프리바이오틱스의 역할을 충분히 하여, 배 속의 장내미생물들이 풍부하게 자랄 수 있도록 했을 것입니다.

현대인들이라고 크게 다르지 않습니다. 우리의 장내미생물은 엄마에게서 온 것이고, 엄마는 그 조상들에게서 받은 것입니다. 조상들의 장내미생물은 결국 우리 토양에서 유래한 것들입니다.[183] 외국에서 생산되어 수입된 농축산물들은 그 나라 토양에 맞는 균주를 키우는 데 적합하도록 진화한 것들입니다. 외국에서 생산된 농산물들이 아무리 맛있고 저렴하다고 해도, 우리나라 사람들은 우리나라의 흙에서 자란 농산물과 그것을 먹고 자란 축산물을 먹는 것이 더 건강할 수밖에 없습니다.

---

183   Blum WEH. 〈Does Soil Contribute to the Human Gut Microbiome?〉. 《Microorganisms》. 2019 Aug 23;7(9):287.

육식과 산부인과 질환

육식은 단백질 공급원으로서 인간의 건강에 매우 중요한 역할을 합니다. 소와 돼지를 사육하여 식량으로 사용하는 것은 인간의 평균수명을 증가시키는 데 중요한 공헌을 했습니다. 하지만 자연산 풀을 먹던 과거의 소와는 달리 현대의 소들은 사료를 먹고 있으며, 각종 항생제와 약품들에 노출되어 있습니다.

육식은 환경호르몬이 몸에 들어오는 경로가 됩니다.

우리는 먹이사슬에 대해 초등학교 때 배웁니다. 물벼룩을 물고기가 먹고, 좀 더 큰 물고기가 작은 물고기를 먹고, 큰 물고기를 사람이 먹고, 뭐 이런 것을 배우지요. 이런 먹이사슬은 환경호르몬에도 적용이 됩니다. 물속으로 들어간 환경호르몬을 작은 플랑크톤이 먹고, 플랑크톤을 작은 물고기가 먹고, 그 물고기를 좀 더 큰 물고기가 먹으며, 인간이 큰 물고기를 먹습니다. 흙먼지와 물속의 환경호르몬들은 호흡과 먹는 활동을 통해 소와 돼지, 닭의 몸에 들어가고, 결국 인간의 몸속에 축적되게 됩니다.

예를 들어 디디티(DDT) 같은 경우는 과거에 살충제로 여러 농가에서 많이 사용되었습니다. 흙 속에 있는 디디티를 닭이 먹게 되면 디디티는 닭의 지방에 저장됩니다. 환경호르몬은 지용성이 대부분이라 지방과 결합하는 것이지요. 닭의 지방에 차곡차곡 저장된 디디티는 사람이 닭이나 달걀을 먹을 때 지방과 결합된 상태로 사람의 몸속으로 들어옵니다. 동물이 오래 사는 동물이거나, 지방함량이 높고 덩치가 큰 동물이라면 체내에 더 많은 양의 환경호르몬이 축적되게 됩니다. 배출이 되는 양보다 더 많이 노출된다면 계속 누적되는 효과가 나타나게 됩니다.

환경호르몬들마다 반감기는 조금씩 다르지만 한 번 만들어진 환경호르몬들은 모두 비슷한 운명을 겪게 되며, 결국 먹이사슬의 맨 마지막에 위치하고 있는 인간이 동물성 음식의 섭취를 통해 이 모든 환경호르몬을 섭취하게 됩니다. 이런 현상을 생물축적 현상이라고 합니다.

2023년 1월 뉴스에서 미국의 강이나 호수에서 잡은 민물고기 한 마리를 먹으면 화학물질 오염수 한 달 치를 마시는 것과 같다는 보도[184]가 있었습니다. 즉 오염된 물을 직접 마시는 것보다, 그 물속에서 살고 있는 물고기를 먹는 것이 더 위험한 것입니다. 이와 같은 현상은 소나 돼지, 닭 같은 동물에도 똑같이 적용됩니다. 우리가 환경호르몬이 몸에 들어오지 않게 하려면 채식 위주의 식사를 해야 하는 이유입니다. 가공 과정에서 혹은 포장재에서 음식으로 환경호르몬이 넘어가는 경우에도 식물성

---

184 Barbo N et al. 〈Locally caught freshwater fish across the United States are likely a significant source of exposure to PFOS and other perfluorinated compounds〉.《Environ Res》. 2023 Mar 1;220:115165.

식품보다는 동물성 식품이 더 위험합니다. 동물성 식품들이 지방함량이 더 높기 때문입니다.

청정 지역의 유기농 소는 괜찮지 않을까요?

깨끗하고 청정해 보이는 지역에서 사는 북극곰이나 남극 갈매기에서도 환경호르몬은 측정됩니다. 지구상에서 사는 그 어떤 동물도 환경호르몬에 안전하지는 않다는 것입니다. 청정 지역에서 유기농으로 키운 소가 환경호르몬에서 안전하다는 보장은 사실 할 수가 없습니다. 환경호르몬은 공기와 물속에서 순환을 하고 있기 때문입니다.

그러나 꼭 소를 먹어야 하는 상황이라면 항생제나 성장촉진제 등을 조금이라도 덜 쓰면서 키운 청정 지역 유기농 소가 더 낫기는 합니다. 오염 지역에서 살고 있는 동물들은 인간을 포함하여 체내 환경호르몬 농도가 더 높습니다. 또한 사료를 먹고 큰 소들보다 풀을 먹고 자란 소들의 체내 오메가-6 함유량이 낮은 장점은 있습니다. 오메가-6은 인간의 체내에서 염증반응을 일으키는데, 사료를 먹은 소들의 체내에는 오메가-6이 많습니다.

우유는 송아지를 단기간에 크게 키워야 하기 때문에 지방함량이 매우 높은 음식입니다. 당연히 환경호르몬 농도도 높을 수밖에 없습니다. 우유와 우유로 만들어지는 음식들, 치즈, 요구르트, 생크림 등은 모두 환경호르몬 위험성이 높은 음식이므로 섭취 시 주의가 필요합니다.

국별	품목	평균검출량 (pg I-TEQ/g fat)	조사연도
덴마크	쇠고기	2.6	1987
	우유	2.6	
	버터	0.5	
	치즈	2.1	
	요구르트	3.8	
스웨덴	쇠고기	1.5	1991
	돼지기름	1.2	
	우유	2.0	
	버터	0.5	
	계란	1.3	
이태리	버터	3.7	1994
스페인	쇠고기	1.76	1997
	돼지고기	0.90	
	닭고기	1.15	
	Whole milk	2.02	
	Semi-skimmed milk	1.20	
	유제품	1.25	
	달걀	1.22	
미국	쇠고기	0.89	1996
	돼지고기	1.3	1997
	닭고기	0.64	1997
	우유	0.84	1998

한국*	우유	1.41	1999, KIST
	쇠고기	0.22	2001 랩프런티어(주)
	돼지조기	0.05	
	닭고기	0.07	
	쇠고기	0.17	'01-'02 수의과학 검역원
	돼지고기	0.18	
	닭고기	0.002	

표 23. 동물성 식품에서 검출된 다이옥신의 양
* WHO '98 TEF 사용하여 TEQ 계산

이 표는 《대한수의사회지》 2003년 6월 제39권 6호 543~553쪽에 실린 내용입니다. 〈왜 다이옥신 등의 환경오염물질이 동물성식품에 존재할 수 있나?〉 구글 검색도 가능합니다. 각 나라에서 동물성 식품별 다이옥신의 농도를 정리해 놓은 것으로 유제품과 쇠고기에서 다이옥신이 검출됨을 확인할 수 있습니다.

이 다이옥신의 농도가 매우 낮다고 생각할 수도 있고, 이 정도는 먹어도 된다고 생각할 수도 있습니다. 하지만 다이옥신의 체내 반감기는 7년~11년이며,[185] 이 사이 계속 노출이 된다면 몸 안에 다이옥신은 축적되는 것이 당연합니다. WHO에서는 인간의 다이옥신 노출 중에서 약 90%가 음식을 통해 이루어지며, 주로 고기와 유제품, 생선, 조개를 통해 노출된다고 하였습니다. 다이옥신은 최근 여러 논문에서 후성유전학적인 경

---

185 세계보건기구(World Health Organization, WHO) 홍보자료 팩트시트. 'Dioxins'. https://www.who.int/news-room/fact-sheets/detail/dioxins-and-their-effects-on-human-health

로로 자궁내막증의 발생에 관여한다고 확인되었습니다.[186~188]

육식 위주의 식생활은 장내미생물을 바꿔 체내 여성호르몬이 많아지게 합니다.

우리가 먹는 식사는 장내미생물 군집에 영향을 직접적으로 줍니다. 음식을 섭취하면 장내미생물이 수분 이내에 군집이 변화할 정도로 아주 직접적이고 빠르게 변화합니다. 육식을 하는 경우 장내미생물들이 여성호르몬 재흡수 효소를 더 많이 분비하게 되고, 이는 체내 여성호르몬 수치를 증가시켜 산부인과 질환을 악화시킵니다.

또한 장내미생물이 악화되면 변비가 생기거나 비만이 될 수 있는데, 이 두 가지 모두 체내 환경호르몬이 증가하는 원인이 됩니다. 변비가 생기면 음식물이 장에 머무르는 시간이 증가하여 환경호르몬 흡수율이 많아집니다. 비만이 생기면 몸의 지방이 많아지기 때문에 지용성인 환경호르몬 총량 역시 증가합니다.

---

186 Monnin N et al. 〈Endometriosis: Update of Pathophysiology, (Epi)Genetic and Environmental Involvement〉.《Biomedicines》. 2023 Mar 22;11(3):978.

187 Giampaolino P et al. 〈Dioxin and endometriosis: a new possible relation based on epigenetic theory〉.《Gynecol Endocrinol》. 2020 Apr;36(4):279-84.

188 Bulun SE et al. 〈Expression of dioxin-related transactivating factors and target genes in human eutopic endometrial and endometriotic tissues〉.《Am J Obstet Gynecol》. 2000 Apr;182(4):767-75.

바디버든 키포인트 정리

바디버든이 정말 효과가 있을지 의문이 생길 수 있습니다. 제가 기억하는 몇 분을 말씀드려 보겠습니다. A 씨는 폐경이행기에 여성호르몬 우세성 증상이 심해져서 병원에 오신 분이었습니다. 근종이 있었는데 갑자기 커지고, 생리양이 많아지면서 유방통증과 두통, 우울증, 감정 기복 등의 증상이 심해졌다고 오신 경우였습니다. 몸이 붓고 체중증가가 있으며 기력이 없고 매우 피곤하다고 하였습니다. A 씨의 경우 근종은 수술을 하면 되는 상태이지만, 여성호르몬 우세성 증상 때문에 생긴 여러 가지 증상이 일상생활에 지장을 줄 정도로 심한 상태였습니다. 게다가 근종만 제거를 하고 여성호르몬 우세성 상태를 그냥 두면 유방질환 등 더 큰 질병이 발생할 수도 있는 상태였습니다.

A 씨께 여성호르몬 우세성 증상에 대해서 설명을 드리고, 간략하게 식이요법과 바디버든을 설명해 드렸습니다. A 씨는 3개월 정도 실천을 해보겠다고 하고 가셨습니다.

3개월 후에 A 씨는 좀 더 날씬하고 활력 넘치는 모습으로 병원을 방문했습니다. 제가 운영하는 인터넷 카페와 블로그에서 여러 내용을 찾아보고 열심히 공부하며 실천했다고 하였습니다. 운동하고 식이조절한 것을 노트에 기록해서 가지고 오셨는데, 정말 열심히 공부하고 실천을 해서 제가 크게 감탄했습니다. 초음파를 봤더니 실제 근종 크기도 작아졌고, 여러 가지로 A 씨를 괴롭히던 여성호르몬 우세성 증상들도 말끔히 없어진 상태였습니다. A 씨는 매우 만족하였고, 앞으로 계속 운동과 식이조절을 열심히 하면서 정기적으로 검사를 받겠다고 약속하고 가셨습니다.

수년째 근종 초음파검사만 하고 있는 40대 B 씨도 있습니다. 이분 역시 바디버든에 관심이 있어서 환경호르몬에 대해 열심히 공부하고 실천하시는 분입니다. 다발성 근종이 있지만 지속적인 운동과 식이요법, 바디버든 실천으로 더 이상 근종이 커지지 않고 수년째 같은 크기를 유지하고 있습니다. 아직 폐경이행기가 오지 않은 분이라서 걱정이 되기도 하지만, 지금 같은 상태로 건강을 유지한다면 폐경이행기도 좀 더 유연하게 버텨 넘길 수 있을 것으로 기대하고 있습니다.

본인 몸에 대한 이해도가 높은 30대 C 씨도 있습니다. 환경호르몬에 대해 열심히 공부하고 식이조절과 바디버든에 대해서도 아는 것이 무척 많은 분입니다. 이분은 난소에 자궁내막종이 있는데 사이즈가 더 이상 커지지 않고 증상도 없어 정기검진만 하고 있습니다.

바디버든을 하고 식이조절과 운동을 하는 것은 어떻게 보면 쉽지만 실제 실천하기는 어려울 수 있습니다. 저를 방문하시는 많은 환자분들께

운동과 식이요법을 설명해 드렸지만, 재방문 시 운동과 식이요법을 잘 실천하고 있는 분은 정말 매우 드물었습니다. 운동을 한다는 것 자체가 의지가 있어야 하는 일이고, 직장이나 가정에서 혼자 식이조절을 하는 것도 힘든 일일 수 있기 때문입니다. 그런 분들은 사실 그냥 약을 먹거나 수술을 해서 증상을 조절하고 병변을 없애는 것이 가장 합리적인 선택지라고 생각할 수도 있습니다.

본인이 바디버든이나 식이조절, 운동을 못 하거나 혹은 안 하는 것에 대해 자책할 필요는 없습니다. 수술과 약물은 여전히 가장 효과가 좋고 빠른 질병의 치료 방법이며, 일상생활을 유지해야 하는 현대인들에게는 당연히 필요한 선택일 수 있습니다.

이미 발생된 질병을 바디버든만으로 '없애'는 것은 불가능합니다. 초음파에서 병변이 보이지 않는다고 그 병이 완전히 없어졌다고 장담하기는 어렵습니다. 많은 분들이 내가 몇 개월 바디버든을 하면 근종이 없어지거나 난소낭종이 사라질 것이라고 막연한 기대로 문의를 하십니다. 반대로 내가 수술해서 병을 제거하면 나는 완전히 괜찮고 '완치'된 것이라고 생각하시는 분들도 있습니다. 그리고 수술하기 전처럼 몸에 나쁜 음식물을 섭취하면서 '수술했으니까 괜찮겠지.' 하고 생각합니다. 하지만 항상 생각해야 할 것은 자궁근종이나 난소낭종, 선근증 등은 '결과로 나타난 질병'이지, 그 자체가 원인은 아니라는 것입니다.

자궁근종이나 난소낭종, 선근증을 몸에 생기게 만든 원인은 따로 있으며, 그 원인은 최근 수년이 아니라 수십 년간 내 몸을 서서히 잠식하며 차곡차곡 쌓여 있습니다. 결과로 보이는 혹을 제거하거나 수개월 바디버든을 한다고 해서 그것이 다 제거되는 것은 아닙니다. 그리고 그 원인을 우리가 통제하지 못하면 이후 다른 질병으로 내 몸에 또 나타날 수 있습니다. 나의 건강뿐만 아니라 내 가족의 건강과 이웃의 건강까지도 해를 끼칠 수 있습니다.

각자 자신의 위치에서 할 수 있는 환경호르몬 줄이기를 실천해서 나와 가족, 그리고 이웃의 건강을 다 같이 지켜보는 것은 어떨까요? 어렵지 않습니다. 오늘부터 하루에 한 개씩 실천해 보십시오.

환경호르몬 줄이기 생활 수칙

3대 원칙
1. 모든 제조 성분이 공개되거나 확인할 수 있는 제품을 사용한다.
2. 모든 독성 및 위해 정보가 공개되거나 확인할 수 있는 제품을 사용한다.
3. 사용 및 안전에 대한 선택과 결정은 내가 한다.

생활

1. 유산소 운동 생활화
2. 내장지방 감량
3. 물걸레 청소 자주하기
4. 환기 자주하기
5. 영수증, 종이컵, 플라스틱 일회용품 사용 주의
6. 드라이클리닝 후 휘발시키기
7. 탈취제, 살충제, 파리약, 농약 등 사용 금지
8. 정신 건강, 컨디션 조절하기

개인용품

1. 향기 나는 제품 사용 금지
2. 향균비누 및 손 세정제 사용 금지
3. 매니큐어, 리무버, 화학염색 금지
4. 화장품 사용 최소화(특히 색조 화장 금지)
5. 샴푸, 린스, 바디 클렌저 사용 최소화 - 비누 사용!
6. 피부에 닿는 모든 물품들 성분 확인
7. 안전하다는 확신이 없으면 사용하지 말 것
8. 면 생리대 사용(일회용 금지)

주방 및 식당

1. 농약 및 제초제가 없는 식재료 사용
2. 동물성 지방, 특히 유제품 및 쇠고기 최소화
3. 인스턴트, 레토르트, 전자레인지 조리 음식 금지
4. 통조림 금지
5. 조미료 선택의 주의(소금, 간장, 된장, 고추장 최대한 첨가물 없는 것 고르기)
6. 조리 시 올리브유, 포도씨유 사용(옥수수, 콩기름 GMO 주의)
7. 굽는 요리보다는 찌거나 데칠 것
8. 비닐 및 플라스틱과 음식 접촉 피할 것
9. 자주 환기하고 통풍시키기
10. 실리콘, 코팅된 조리 도구 사용 자제

식사

1. 환경호르몬 해독 채소 섭취
2. 당수치 낮은 음식 섭취
3. 식이섬유 섭취(현미밥, 나물, 채소, 과일)
4. 비가열 식물성 기름 섭취(들기름, 올리브유)
5. 물 섭취(하루 8잔 이상)
6. 12시간 이상 금식 권장 – 독소 배출 능력 증가
7. 트랜스지방 섭취 금지
8. 가공식품, 즉석식품, 배달식품 섭취 자제

이 자료는 대한민국 저작권법의 보호를 받습니다. 작성된 모든 내용의 권리는 작성자에게 있으며, 저작자의 승인이 없는 모든 사용이 금지됩니다. 이 자료의 일부 혹은 전체 내용을 무단으로 복제, 배포, 2차적 저작물을 작성할 경우 5년 이하의 징역 또는 5천만 원 이하의 벌금과 민사상 손해배상을 청구합니다.